癌痛合理用药指南

国家卫生健康委合理用药专家委员会 中国药师协会 **组织编写**

主　审　张耀华

主　编　王杰军　秦叔逵

副主编　罗素霞　张　力　张沂平　王　昆

编　委（按姓氏笔画排序）

于世英　王　昆　王杰军　李　鑫　李国辉　李萍萍

吴敏慧　汪品嘉　张　力　张沂平　张艳华　陆宇晗

陈　元　陈映霞　罗素霞　金　毅　姚文秀　秦叔逵

黄宇光　黄红兵　崔同建　梁　军　樊碧发

人民卫生出版社

·北　京·

版权所有，侵权必究！

图书在版编目（CIP）数据

癌痛合理用药指南/国家卫生健康委合理用药专家委员会，中国药师协会组织编写．—北京：人民卫生出版社，2020.10（2022.10 重印）

ISBN 978-7-117-29724-0

Ⅰ．①癌… Ⅱ．①国…②中… Ⅲ．①癌－用药法－指南 Ⅳ．①R730.5-62

中国版本图书馆 CIP 数据核字（2020）第 196697 号

| 人卫智网 | www.ipmph.com | 医学教育、学术、考试、健康，购书智慧智能综合服务平台 |
| 人卫官网 | www.pmph.com | 人卫官方资讯发布平台 |

癌痛合理用药指南
Aitong Heli Yongyao Zhinan

组织编写：国家卫生健康委合理用药专家委员会　中国药师协会
出版发行：人民卫生出版社（中继线 010-59780011）
地　　址：北京市朝阳区潘家园南里 19 号
邮　　编：100021
E - mail：pmph @ pmph.com
购书热线：010-59787592　010-59787584　010-65264830
印　　刷：三河市潮河印业有限公司
经　　销：新华书店
开　　本：850×1168　1/32　印张：6.5
字　　数：139 千字
版　　次：2020 年 10 月第 1 版
印　　次：2022 年 10 月第 4 次印刷
标准书号：ISBN 978-7-117-29724-0
定　　价：36.00 元
打击盗版举报电话：010-59787491　E-mail：WQ @ pmph.com
质量问题联系电话：010-59787234　E-mail：zhiliang @ pmph.com

序

WHO 在 20 世纪 80 年代通过专家论证,将姑息性治疗列为癌症规划中四个重点之一。1987 年姑息医学在英国被确认为是临床医学的一个分支。WHO 在 1990 年对姑息处理的定义为:"对于不能治愈患者的主动、整体照顾,包括疼痛和其他症状的控制,并着重解决患者心理学、社会学和心灵方面的问题。姑息处理的目标是使患者和家属得到最好的生活质量。姑息处理的很多内容可以和抗癌治疗在疾病的早期同时进行。"

在推出《癌症三阶梯止痛指导原则》以后,1990 年 WHO 和我国政府共同在广州召开专门会议启动癌症三阶梯止痛项目以来转眼已经 30 年。在此期间,我国政府卫生部门和药品监管部门发布了很多文件,采取措施解决麻醉品的供应问题。并在 1993 年编写了《癌症三阶梯止痛指导原则》,以文件形式发布。1997 年和 2002 年此书第 1 版和第 2 版出版后受到广大读者的欢迎。

进入 21 世纪以来,规范化疼痛治疗(GPM)已经在国际上被郑重提出,癌症姑息性治疗领域有了相当的发展。这期间 WHO 也推出姑息性治疗几种新的指导原则。而且我国通过实践在癌症疼痛规范化处理方面也积累了大量经验。很多医院都设立了疼痛科、规范化疼痛治疗示范病房和门诊,癌症疼痛的处理日益规范化,用药也更为完备合理。因此,《癌痛合理用药指南》的编写具有可靠的临床基础与现实意义,对我国癌症疼痛的进一步规范化治疗将作出一定贡献。

令人欣慰的是,《癌症三阶梯止痛指导原则》实施二十多年来,由于掌控合理,尽量满足患者的需求和严格掌握适应证,使得精神依赖非常罕见,麻醉品流入非法渠道几乎为零,这在全球都是良好的范例和重大的贡献。

2006年WHO将癌症与高血压、糖尿病、关节炎等一样确定为"可控的慢性疾病",这一客观、正确的定位对整个社会,特别是医患双方都有积极指导意义。实际上,随着诊疗技术的进步,恶性肿瘤患者(包括大多数中晚期患者)存活期越来越长,不少肿瘤患者还在社会上和家庭里承担着重要的角色,实现着自己的人生价值。

最近,WHO进一步将姑息性治疗定义补充解释为:"姑息处理是把生死看作人生的自然过程,既不必促进,也不需后延。控制疼痛和其他给患者带来痛苦的症状,加入心理和心灵方面的照顾,提供支持使患者尽可能活跃到死亡来临;在整个过程对患者的家属提供支持使他们能面对现实和与亲人死别。"多数学者认为姑息性治疗是一种整体治疗(total care),或多学科的综合处理。而多学科综合治疗恰恰是我国老一辈专家制定的临床肿瘤学发展的重要原则,并被60多年来临床实践证明为正确方向。

由王杰军、秦叔逵等同道共同编写的这部专著,全面总结了二十多年来在镇痛治疗方面,包括我国政府为此发布的文件和临床医师的实践经验,无疑对我们从事临床肿瘤专业的卫生工作者具有参考和指导意义,也会给广大患者带来裨益。

但由于本学科仍在发展中,加之我们的知识和经验不足,不当之处实难避免。希望广大同行们能在应用中不断总结正反两方面的经验,以便我们在再版时参考。

中国医学科学院肿瘤医院　孙燕

2020年8月

前　言

癌痛是指癌症或癌症相关因素所引起的疼痛。癌痛大多为慢性疼痛,如果得不到缓解,患者会感到极度不适,并可能引起焦虑、抑郁、乏力、失眠、食欲减退等症状,严重影响患者的日常活动能力、生活自理能力、社会交往能力和整体生活质量。因此,控制癌痛是肿瘤综合治疗的重要组成部分,与抗肿瘤治疗同等重要。对于癌痛患者进行持续、有效的镇痛治疗,有助于提高患者的生活质量。

自 2011 年国家卫生部在全国开展"癌痛规范化治疗示范病房"创建工作以来,我国的癌痛规范化诊疗水平已取得了巨大的进步,癌痛的处理日益规范化,用药也更为完备合理。为了更好地适应这种现状,进一步规范我国癌痛诊疗行为,推进合理用药,改善癌症患者生活质量,参照国内外癌症管理相关的指南、共识,并结合我国临床医师在癌痛规范化处理方面积累的大量经验,制定了《癌痛合理用药指南》。

本指南共分为十个章节,对癌痛的治疗现状、癌痛的治疗方法、癌痛治疗常用药物、药物的合理使用及癌痛患者的管理等方面做了系统和详细地介绍。首先介绍了癌痛的定义、流行病学及治疗现状,接下来对癌痛的病因、分类与病理生理机制进行了阐述。第三章与第四章包括了癌痛的筛查、评估及治疗的内容。第五章至第八章重点介绍了癌痛治疗常用的药物以及这几种不同类别药物的合理使用方法,包括非甾体抗炎药、阿片类药物和辅助镇痛药。第九章和第十章分别是难治性癌痛的治疗及癌痛患者管理的相关内容。

由于本学科仍在发展中,加之编者的知识和经验尚有不足,不当之处实难避免。恳请读者们指正。

编者

2020 年 8 月

目　录

第一章

癌 痛 概 论

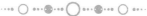

第一节　癌痛的定义

世界卫生组织（World Health Organization，WHO）和国际疼痛研究协会（International Association for the Study of Pain，IASP）曾经将疼痛定义为"疼痛是组织损伤或潜在组织损伤所引起的不愉快感觉和情感体验"[1]。2016 年，IASP 又提出疼痛新定义："疼痛是组织损伤或潜在组织损伤所引起感觉、情感、认知和社会维度的痛苦体验"[2]。疼痛是主观感受，不仅是"不愉快"，更是一种"痛苦的"体验，多维度影响患者的躯体功能、情感和认知功能以及社会功能，使患者无法参与正常的生活和社交活动。癌性疼痛（以下简称癌痛）是指癌症或癌症相关因素所引起的疼痛。癌痛大多为慢性疼痛，如果得不到缓解，患者会感到极度不适，并可能引起焦虑、抑郁、乏力、失眠、食欲减退等症状，严重影响患者的日常活动、生活自理能力、社会交往能力和整体生活质量。

（于世英）

第二节　癌痛的流行病学

据国际癌症研究机构最新统计，2018 年全球癌症新发病例为 1 810 万,死亡人数为 960 万[3]。我国最新的流行病学数据统计显示,2015 年恶性肿瘤发病率为 285.83/10 万,死亡率为 170.05/10 万,全国新发恶性肿瘤病例约 392.9 万例,死亡病例 233.8 万例[4]。疼痛是癌症患者最常见的症状和主诉之一。接受抗癌治疗的患者中有 55% 和患有晚期、转移性或终末期疾病的患者中有 66% 会出现疼痛[5]。2017 年一项调查发现 88% 的肿瘤患者曾经历中度到重度疼痛,中位时间为 6 个月[6]。随着癌症发病率的增加和死亡率的下降,癌痛患者的数量将大幅度增长[5]。

癌痛不仅会引起或加重患者的焦虑、抑郁、乏力、失眠、食欲减退等症状,给患者身心带来严重的负面影响,同时也会严重影响患者对治疗的顺应性,甚至会增加患者的死亡风险[7]。2002 年 IASP 提出慢性疼痛是一种疾病,癌痛大多为慢性疼痛,癌痛应该作为一种疾病来认真对待。世界卫生组织 2018 年 6 月 18 日正式公布了第 11 版国际疾病分类(International Classification of Diseases 11,ICD-11)网络预览(征求意见)版,根据症状、临床表现、解剖系统、部位或特定的疾病种类等多维参数进行了新的分类,增加了"疼痛"的疾病编码(L3-MG3),包括癌痛(MG30.1)。因此,规范我国癌痛诊疗行为,提高医生癌痛诊疗水平,合理规范使用镇痛药,保障医疗质量和医疗安全变得越来越重要。

2016 年 9 月,中国抗癌协会癌症康复与姑息性治疗专业委员会(CRPC)发布了《全国百家医院癌痛合理用药情况调研报告》,这是一项在国家卫生计生委指导下,在全国 17 个省市 175 家医院开展的调研结果。研究显示:2012 年到 2015 年间,癌症患者数量逐年上升,但癌痛治疗的比例很低;虽然阿片类药物是治疗中重度癌痛国际公认的金标准,但是中重度癌痛患者强阿片类药物使用情况并不理想;各级医院在对麻醉性镇痛药的管理法规的理解和落实上存在巨大的差异;在药物的可及性及方便性方面依然存在较大的问题;医务人员对阿片类药物的认识仍然有许多不足等。

由此可见,在我国癌痛仍然是一个十分常见和必须引起高度重视的问题,在治疗中仍然有很多的工作需要去完善。

(王杰军)

第三节　癌痛治疗的现状

恶性肿瘤已经成为威胁我国人民生命和健康的主要疾病,也是我国城乡居民死亡的主要病因之一。疼痛是癌症患者尤其是中晚期患者的主要症状之一,严重影响患者的生存质量和抗癌治疗[8]。因此,WHO 提出,应该进行有效的镇痛治疗,达到癌症患者无痛的目标,以改善患者的生活质量,同时要求其他专业人员做好协作,最大限度地提高晚期恶性肿瘤患者的生存质量。

早在 20 世纪 80 年代,WHO 就发布了《癌症三阶梯止痛指导原则》[9],特别强调癌痛用药的五项基本原则(口服给药、按时给药、按阶梯给药、个体化及注意具体细节),对于指导全球医师临床用药意义重大,时至今日仍然有着深远的影响。在我国,癌痛治疗可以追溯到 1990 年,国家卫生部组织编写了《癌症患者三阶梯止痛疗法的指导原则》[10],在广州召开学术研讨会,老一辈的专家将"三阶梯止痛"引入到国内,遵循该原则使很多癌痛患者的疼痛得到有效控制。随着疼痛研究和临床的进展,《癌症三阶梯止痛指导原则》受到临床和科研方面的一些挑战,并且随着科学技术的进步和用药观念的变化,需要修改、补充和完善,与时俱进。因此,目前更多提倡"规范化疼痛治疗(good pain management,GPM)"。2011 年在国家卫生部的组织和指导下,在疼痛相关领域专家的支持下,中国临床肿瘤学会(Chinese Society of Clinical Oncology,CSCO)和北京希思科临床肿瘤学研究基金会启动了"癌痛规范化治疗示范病房"项目。通过癌痛规范化治疗示范病房的创建,规范癌痛的诊疗,有效地提升了医疗服务水平,极大改善了癌症患者的生活质量。

目前,国内外学术组织已制定了多种癌痛诊断治疗指南及专家共识,对于控制癌痛非常重要,也已逐渐得到整个医学界的广泛认可,但是仍然有相当一部分的癌痛患者未能得到及时、有效的治疗,成为一个全球性的问题。Antón 等[11]对西班牙 64 个肿瘤内科的 525 名门诊癌痛患者进行调查发现,约 67% 的患者对正在接受的癌痛治疗并不满意。在 2001 年一项针对中国癌症患者的调查结果显示,约 43% 的患者癌痛没有得到充分治疗,而在 2009 年北京市另一项调查发现,仍有 38% 的患者对正在接受的癌痛治疗效果不满意[8]。

Greco 等[12]对于 2007—2013 年世界癌痛治疗情况进行了汇总和分析,并且与 1994—2013 年进行对比分析。结果发现,2007 年后的癌痛治疗不足情况在逐年改善,其中社会经济水平和癌痛治疗机构的专业性是癌痛治疗的决定性因素,性别和年龄与癌痛治疗效果关系不大,但是容易忽视对早期肿瘤或疼痛较轻的患者进行有效治疗。我国还面临着晚期癌痛患者分散、基层医院癌痛管控人员不足、水平较低等具体国情。为此,我国自20世纪90年代开始,经过积极努力和不断推进,特别是2011年到2013年期间,在国家卫生部的大力支持和指导帮助下,在全国范围内开展"癌痛规范化治疗示范病房"公益项目[8],癌痛控制工作取得长足的进步。据国际麻醉品管制局2016年报告,我国医用吗啡消耗量随着癌痛治疗的进步急剧增加,从1984年的4kg/年,上升到2004年的415kg/年,2015年我国医用吗啡消耗量已达到1 672kg[13]。2007年对上海市的癌痛治疗调查[14]表明,患者从发生疼痛至得到治疗的平均时间为4.1个月,60.6%的患者发生疼痛后能在1个月内得到治疗,相较于1999年的调查有明显提高。在北京地区11家医院的调查结果[15]显示,经过20年疼痛规范化治疗的推广,虽然发生中重度癌痛患者仍然占较高比例(65.82%),但是强阿片类药物的使用比例与1992年相比已有明显提高(占48.85%),提示临床上已经改变观念和重视癌痛诊疗。

国际上对一个国家癌痛控制水平的评价中,吗啡消耗量是一个重要的参数,仅从目前阿片类药物使用现状来看,我国疼痛的控制情况仍不容乐观,与欧美等发达国家还有着较大的差距。2015年,我国占世界人口约20%,医用吗啡的消耗量仅占全球用量(39.6吨)的4.04%,人均阿片类药物消耗量位于全球第88位,而美国医用吗啡的消耗量为19.6吨,占全球用量的一半左右,人均阿片类药物消耗量位于全球第1位[13]。此外,疼痛的规范化治疗在我国也尚存在许多问题,特别是癌痛药物的不合理应用情况比比皆是[8]。对京沪地区住院癌症患者调查结果[14-16]显示,接受镇痛治疗后,仍有 24.8%~67.1% 的患者存在中重度疼痛,52.9% 的患者认为疼痛没有缓解,仅有 42.4% 癌症患者疼痛得到控制。发生癌痛时仅有 49.7% 的患者使用镇痛药,92.9% 的癌痛患者镇痛药花费占所有治疗总费用的比例≤1%[17]。门诊癌痛患者的疼痛控制不足的情况更加明显。在基层医院和非肿瘤、非疼痛专科,癌痛患者得不到充分、有效治疗的现象普遍存在。

由于临床上癌痛治疗药物比较多,比如,仅阿片类药物就包括吗啡、羟考酮、芬太尼以及美沙酮等,而剂型多种多样,有可供口服的片剂,可供静脉、皮下及鞘内注射的针剂,还有透皮贴剂等。另外,除了药物治疗外,癌痛的治疗方法还包括微创介入治疗、心理治疗、康复与理疗、中医治疗等。随着医学和肿瘤治疗技术的不断进步,患者生存期逐渐延长,症状管理和生存质量改善在姑息性治疗综合策略中是基本要素,而积极控制癌性疼痛是肿瘤姑息性治疗最重要的内容之一,不仅专业性较强,也涉及临床众多学科。因此,非常有必要继续加强我国肿瘤规范化诊疗管理,提高规范化疼痛治疗水平,合理使用药物和非药物治疗,改善对肿瘤患者的医疗服务,提高肿瘤患者生存质量。

综上所述,缓解癌痛是医务工作者的职责,是患者的权利,也是社会公共健康政策的具体体现,需要全社会共同努力。在我国,不但需要医疗专业人士的努力,更需要政府层面的领导关心和社会层面的支持参与;迫切需要进一步积极开展癌痛管理的培训,临床上要合理使用癌痛治疗药物,同时对于患者和家属进行宣教,从而大幅度地提高癌痛控制效果。

(秦叔逵 陈映霞)

参 考 文 献

［1］ MERSKEY H. International Association for the Study of Pain：Classification of chronic pain. Descriptions of chronic pain syndromes and definitions of pain terms. Pain，1986，3（2）：S1-S226.

［2］ WILLIAMS A，CRAIG K D. Updating the definition of pain. Pain，2016，157（11）：2420-2423.

［3］ BRAY F，FERLAY J，SOERJOMATARAM I，et al. Global cancer statistics 2018：GLOBOCAN estimates of incidence and mortality worldwide for 36 cancers in 185 countries. CA：A Cancer Journal for Clinicians，2018，68（6）：394-424.

［4］ 孙可欣，郑荣寿，张思维，等. 2015 年中国分地区恶性肿瘤发病和死亡分析. 中国肿瘤，2019，28（1）：1-11.

［5］ EVERDINGEN M H，HOCHSTENBACH L M，JOOSTEN E A，et al. Update on prevalence of pain in patients with cancer：systematic review and meta-analysis. J Pain Symptom Manage，2016，51（6）：1070-1090.

［6］ XIA Z. Cancer pain management in China：current status and practice implications based on the ACHEON survey. J Pain Res，2017，10：1943-1952.

［7］ SMITH D，WILKIE R，UTHMAN O，et al. Chronic pain and mortality：a systematic review. PLoS One，2014，9（6）：e99048.

［8］ YU S Y，WANG J J，HUANG Y G，et al. Managing pain in patients with cancer：the Chinese Good Pain Management experience. J Glob Oncol，2017，3（5）：583-595.

［9］ World Health Organization. Cancer pain relief.［2019-3-1］. https://apps.who.int/iris/handle/10665/43944.

［10］ 世界卫生组织. 癌症止痛与姑息性治疗. 林建国，刘秀珍，樊京娜，译. 北京：人民卫生出版社，1993.

［11］ ANTÓN A，MONTALAR J，CARULLA J，et al. Pain in clinical

oncology：patient satisfaction with management of cancer pain. Eur J Pain，2012，16（3）：381-389.

［12］GRECO M T，ROBERTO A，CORLI O，et al. Quality of cancer pain management：an update of a systematic review of undertreatment of patients with cancer. J Clin Oncol，2014，32（36）：4149-4154.

［13］International Narcitucs Control Board. （2017），Report 2016 Estimated World Requirements for 2017-Statistics for 2015.［2019-3-1］. http：//www.incb.org/incb/en/narcotic-drugs/Technical_Reports/2016/narcotic-drugs-technical-report-2016.html.

［14］黄哲宙，郑莹，彭鹏，等.上海市肿瘤患者疼痛及治疗情况—2007 年调查结果.肿瘤，2009，29（10）：992-996.

［15］王薇，曹邦伟，宁晓红，等.北京市癌痛控制 20 年进步与挑战——北京市多中心癌痛状况调查（FENPAI4090）.中国疼痛医学杂志，2014，20（1）：5-12，17.

［16］丁玥，杨萍，孙丽秋，等.北京市 30 家医院住院癌症患者疼痛及控制状况的调查.中华护理杂志，2011，46（3）：282-285.

［17］宋莉，吴超然，刘慧，等.关于华西医院肿瘤中心住院患者癌痛情况的调查分析.中国疼痛医学杂志，2014，20（9）：630-634.

第二章

癌痛的病因、分类与病理生理机制

第一节　癌痛的病因

癌痛的病因多种多样,主要包括与癌症相关的病因、与癌症治疗相关的病因和与肿瘤无关或合并的病因[1]。

一、与癌症相关的病因

1. 肿瘤在实质性器官内生长　此类疼痛的性质通常为胀痛,特点是定位清楚,疼痛部位即肿瘤部位。如原发性肝癌表现为肝区疼痛;颅内原发肿瘤或转移瘤造成颅内压增高引起的头痛;前列腺癌表现为会阴区疼痛。

2. 肿瘤侵犯骨骼　原发性骨肿瘤或转移性骨肿瘤均可引起难以忍受的持续性疼痛,如发生病理性骨折则疼痛突然加剧,多伴有骨或/和骨关节畸形及功能障碍。骨髓腔内压的变化和骨膜受到刺激是产生骨性疼痛的主要原因。癌性骨痛的性质为钝痛,定位不明确,伴有深部压痛。除骨骼本身的疼痛之外,邻近的肌肉、软组织和感觉神经受到刺激还可出现体表性疼痛,如肺癌、前列腺癌、乳腺癌等肋骨转移和腰椎转移引起的疼痛。

3. 肿瘤压迫或侵犯空腔器官　恶性肿瘤引起空腔器官功能障碍时可产生疼痛,其特点是无明确的定位,剧烈绞痛,周期性和反复发作,常伴有恶心、呕吐、冷汗。如结肠癌造成的肠梗阻引起腹痛;胆道、胰管狭窄或阻塞常引起上腹部疼痛;子宫肿瘤压迫输尿管引起下腹部疼痛;支气管肺癌压迫导致阻塞性肺炎引起胸痛。

4. 肿瘤侵犯脉管系统　肿瘤压迫、堵塞或浸润动脉、静脉和淋巴管时可引起疼痛。当动脉闭塞导致局部缺血或坏死时常引起剧痛,如肿瘤侵犯髂动脉引起下肢缺血性疼痛,如果合并感染,则疼痛更加剧烈;当静脉或淋巴回流障碍出现明显肿胀时,可因致痛物质聚积而产生疼痛,如乳腺癌腋窝淋巴结转移压迫腋静脉,使腋静脉回流受阻、上肢水肿而引起疼痛;上腔静脉阻塞引起头面部及上肢水肿引起疼痛。

5. 肿瘤侵犯周围神经系统　肿瘤通过神经鞘周围淋巴或沿着神经周围浸润,然后再沿神经轴突生长所引起的疼痛有三种机制[2]:①神经鞘内的神经纤维受到压迫;②致痛物质的释放;③营养神经的血管被肿瘤堵塞致使神经纤维处于缺血状态。临床上肿瘤转移产生的顽固性疼痛,常以神经痛的形式出现,其性质为锐痛,常向神经分布皮区放散。头面部肿瘤侵犯神经、口腔黏膜、骨膜等引起疼痛;原发性乳腺癌侵及肋骨、肋间神经和胸膜,腋窝淋巴结转移侵及臂丛神经,可刺激引起疼痛;肿瘤浸润到腹腔神经丛、肠系膜神经丛、骶神经丛等内脏神经丛时,疼痛部位不明确,呈持续性剧痛。

6. 肿瘤侵犯中枢神经系统　硬膜外转移是乳腺癌、前列腺癌、肺癌、多发性骨髓瘤、恶性黑色素瘤、肾癌的常见并发症[3]。硬膜外转移通常是由邻近椎体的转移灶浸润至硬膜外腔引起的,小部分由腹膜后肿瘤、后纵隔肿瘤通过邻近椎间孔浸润所致,血行播散至硬膜外腔的则较罕见。硬膜外转移癌压迫脊髓时,疼痛局限在椎体,接近中线[4];肿瘤侵犯神经根,则出现神经根分布区域的锐痛、刺痛或放射痛,若治疗不及时,则可出现脊髓压迫综合征,伴有感觉、运动、自主神经功能的改变或障碍甚至截瘫。

二、与癌症治疗相关的病因

1. 手术　手术后疼痛多为急性疼痛,通常在手术后 2~10 天内会自然缓解,如持续时间超过 3 个月,则转变为慢性疼痛,发生率在 10%~50%,其中胸科手术、乳腺切除术、脊柱外科手术等术后慢性疼痛的发生率较高[5]。手术后慢性疼痛与术后局部引流不畅、切口感染、组织损伤愈合延迟、瘢痕牵拉和挛缩、手术损伤神经等导致的外周和中枢神经敏化密切相关[6]。术后瘢痕形成微小神经瘤可致疼痛;截肢术后可出现幻肢痛;肿瘤术后复发牵拉组织也可产生疼痛[7],如乳腺癌术后疼痛多与肋间神经损伤、上肢水肿、瘢痕和切口不愈合有关,胸部手术后肋间神经痛多与肋间神经损伤、代谢性神经炎如维生素缺乏、贫血、壁层胸膜炎及肋间肌或皮下组织的结缔组织炎等有关。

2. 放疗　放射治疗致局部组织纤维化,压迫或牵拉神经可导致疼痛;放疗后产生的脊髓炎、神经炎、带状疱疹、黏膜炎、小肠炎、放射性肺炎、放射性骨坏死等均可引起疼痛。骨肿瘤经过高剂量放射治疗后,可降低骨密度,甚至出现骨折而引起疼痛。放射治疗区的感染与黏膜溃疡可造成疼痛,例如头颈部照射后的口腔炎和咽炎,胸部与食管照射后的食管炎,盆腔照射后的直肠炎、膀胱尿道炎或阴道溃疡[8]。腹部或盆腔放射治疗引起的放射性肠炎,可出现痉挛性腹痛、恶心和腹泻等症状,部分患者停止治疗后可逐渐消失。头颈部癌和霍奇金病放射治疗后还可并发脊髓病,屈颈时颈部疼痛,或呈休克样剧痛,沿脊柱向下或向肢体放射[9]。若不积极治疗,许多患者会终身疼痛。如乳腺癌照射胸壁与邻近的淋巴结后可引发短暂的臂丛病,感觉异常、疼痛和上肢无力是其主要症状,少数能自愈,多数需积极治疗。

3. 化疗 疼痛可能是化疗药物不良反应之一。药物种类不同,引起疼痛的机制和临床表现不一样。如长春碱类及紫杉醇类药物可导致周围神经轴索退变和脱髓鞘,以周围神经痛多见,常伴肢端麻木,有时表现为腹痛和手足烧灼样疼痛,停药后多数可以消失;顺铂可以引起周围神经炎症;奥沙利铂和硼替佐米作用于神经元导致线粒体损伤、空泡化,均可引起痛觉敏感和感觉异常。此外,注射化疗药物时引起的静脉痉挛与化学性静脉炎、腹膜刺激、膀胱刺激等也可引起疼痛,如静脉注射多柔比星、丝裂霉素的注射痛;腹腔灌注吉西他滨、顺铂引起腹痛;异环磷酰胺经肾排至膀胱可刺激膀胱引起疼痛等。

4. 靶向治疗 靶向药物较常见的不良反应是口腔黏膜炎,严重者可引起疼痛,如舒尼替尼;部分靶向药物可引起肌肉骨骼与结缔组织病,出现骨痛、肌肉痛、关节痛、肌痉挛等,如曲妥珠单抗;某些药物可引起神经系统病变,出现头痛,如血管内皮生长因子(vascular endothelial growth factor,VEGF)引起的可逆性后脑白质病综合征。

5. 介入治疗 各种有创的介入治疗技术均可引起疼痛,如经皮肝穿刺术微波治疗、射频治疗等,经肝

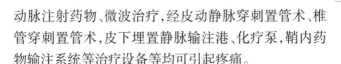

动脉注射药物、微波治疗,经皮动静脉穿刺置管术、椎管穿刺置管术,皮下埋置静脉输注港、化疗泵,鞘内药物输注系统等治疗设备等均可引起疼痛。

6. 激素治疗　激素治疗后疼痛又叫类固醇性假性风湿病,是指癌症患者在接受糖皮质激素治疗后,全身肌肉、肌腱、关节和骨骼出现烧灼样疼痛,特别是肋间肌出现痉挛性疼痛,同时伴有全身不适、软弱无力和发热,有时还伴有心理和精神障碍。前列腺癌采用促黄体素释放因子治疗的初期疼痛可加重。

7. 免疫治疗　常见的免疫治疗后疼痛如干扰素引起的急性疼痛,这种疼痛表现为发热、寒战、肌痛、关节痛和头痛。用药后很快出现,重复给药后则逐渐减轻,疼痛严重程度与剂量有关。另外,如 PD-1、PD-L1 引起的胸痛、背痛、骨痛、肌痛、颈痛、四肢痛、脊髓痛等。

8. 诊断和治疗操作　肿瘤诊断和治疗过程中的操作亦可引起疼痛,如伤口护理、静脉穿刺、动脉插管、中心静脉插管、骨髓穿刺、腰椎穿刺、皮肤活检以及各种内镜、腔镜检查等;药物注射时也可能诱发疼痛,如硬膜外注药时出现后背、盆腔或大腿疼痛,与注入的药液压迫神经根有关,停止注射后可消失;此外,骨折患者的搬运和体位变换也可引起疼痛。

9. 其他治疗　如双膦酸盐类药物、重组人粒细胞集落刺激因子、重组人白介素 -11 均可引起全身酸痛,肌肉、骨关节痛,胸痛等。

三、与肿瘤无关或合并的病因

1. 肿瘤合并感染　恶性肿瘤患者因长期消耗和免疫功能降低,极易并发伴有疼痛的各种感染。常见的疼痛性感染有带状疱疹、鼻窦炎、肺炎、脑膜炎、尿路感染、皮肤感染、念珠菌食管炎、真菌性肠炎、口腔或生殖器疱疹等。

2. 肿瘤合并慢性疼痛性疾病　肿瘤患者合并各种关节炎、筋膜炎、痛风、颈椎病、腰椎间盘突出症、糖尿病周围神经病变等疼痛性疾病。

3. 晚期肿瘤患者由于机体过度消耗、营养不良所致一系列病理生理变化,如压疮、便秘、肌肉痉挛、大肠和膀胱痉挛、副肿瘤综合征等都可能引起疼痛。

（黄宇光）

第二节　癌痛的分类

癌症患者会出现不同类型的疼痛,目前尚无统一的分类标准。根据疼痛的病因,分为肿瘤相关性疼痛、抗肿瘤治疗相关性疼痛和非肿瘤因素性疼痛。根据疼痛的病理生理机制,注意区分伤害感受性疼痛和神经病理性疼痛。根据疼痛的时间特征,应区分急性疼痛和慢性疼痛。常用的癌痛分类方法见表 2-1。

表 2-1　癌痛不同分类方法

按病因学分类	肿瘤相关性疼痛
	抗肿瘤治疗相关性疼痛
	非肿瘤因素性疼痛
按病理生理机制分类	伤害感受性疼痛（躯体痛、内脏痛）
	神经病理性疼痛
按时间特征分类	急性疼痛
	慢性疼痛

续表

按疼痛的程度分类	轻度疼痛
	中度疼痛
	重度疼痛
按疼痛的部位分类	头颈部痛
	胸壁疼痛
	脊柱性痛
	腹部和盆腔疼痛
	肢体疼痛
	其他

一、按病因学分类

1. 肿瘤相关性疼痛　因为肿瘤直接侵犯、压迫局部组织，或者肿瘤转移累及骨、软组织等所致。

2. 抗肿瘤治疗相关性疼痛　常见于手术、创伤性操作、放射治疗、其他物理治疗以及药物治疗等抗肿瘤治疗所致。

3. 非肿瘤因素性疼痛　由于患者的其他合并症、并发症以及社会心理因素等非肿瘤因素所致的疼痛。

二、按病理生理机制分类

癌痛按病理生理分为伤害感受性疼痛和神经病理性疼痛（表 2-2），临床上也常见两种类型疼痛同时存在的情况。正确评估和鉴别癌痛的病理生理类型是选择有效治疗方法的基础。

表2-2 癌痛病理生理分类及临床特点

分类		临床特点
伤害感受性疼痛	躯体痛	疼痛通常局限在局部，主要表现为尖锐痛、酸痛、跳痛
	内脏痛	疼痛通常模糊难以定位，常伴有牵涉痛，可放射到躯体的表面。空腔器官障碍时，主要表现为隐痛或绞痛，肿瘤侵及器官的被膜时，主要表现为酸痛、锐痛及跳痛
神经病理性疼痛	神经压迫	疼痛常局限在受压的神经根、神经丛及周围神经的支配区域，放射影像学检查可以发现肿瘤压迫神经
	传入神经损伤	疼痛特点类似于神经压迫性疼痛，可出现感觉迟钝或异常性疼痛，在疼痛区域伴随传入感觉功能缺失
	交感神经相关痛	异常的浅表烧灼样痛，可伴随深部的酸痛成分 伴随症状包括皮肤血管扩张、皮肤温度升高、异常性出汗、营养变化和异常疼痛。标志性的特点是非皮区类型的疼痛，可以采用交感神经阻滞来证实诊断

（一）伤害感受性疼痛

伤害感受性疼痛是指伤害性感受器受到机械的、化学的、生物的等各种有害刺激引起的疼痛，其疼痛的感知与组织损伤程度有关。伤害感受性疼痛时感受器、周围和中枢神经系统的结构和生理功能保持完整。

1. **躯体痛** 躯体痛源于软组织结构，包括骨、肌肉、皮肤和关节等，不伴有神经系统的病理改变或内脏器官的损伤，疼痛常局限在损伤的局部，不适的感觉可以描述为锐痛、酸痛和跳痛等。躯体痛与存在的组织

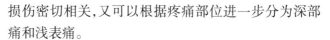

损伤密切相关,又可以根据疼痛部位进一步分为深部痛和浅表痛。

2. 内脏痛　内脏痛来源于胸部、腹部和盆腔组织器官,其确切的发病机制尚不明确。内脏痛的典型表现为定位模糊的钝痛,疼痛常反射到躯体表面形成牵涉痛。恶性肿瘤可以由于肠道等空腔器官功能障碍、器官表面扩展、系膜被牵拉,或由于肝、胰腺等实体器官被膜的拉伸和膨胀而引起疼痛。

(二)神经病理性疼痛

神经病理性疼痛是感觉神经系统原发疾病或功能障碍直接导致的疼痛。这种功能障碍可以发生在中枢神经系统(如大脑、脊髓),也可在周围神经系统(脊神经根、神经丛、末梢神经)。在恶性肿瘤发生或转移的部位,神经病理性疼痛通常是由于肿瘤压迫、传入神经和交感神经受损所致。临床研究发现,在癌痛患者中肿瘤压迫是引起神经病理性疼痛的主要原因(79%),其次是神经损伤(16%),交感神经相关的疼痛最少见(5%)[3]。

1. 神经压迫　肿瘤可以压迫外周神经,包括神经末梢、神经干、神经丛(如颈丛、臂丛、腰丛等)及脑神经,导致显著的疼痛和神经功能缺失;肿瘤也可能压迫脊神经根,引起放射性疼痛症状。一些学者认为,肿瘤压迫神经常伴有神经周围的炎性反应,最初可能发生伤害感受性疼痛[10],然而,神经系统一旦受损,则会形成神经病理性疼痛。术语伤害性神经痛已经被建议用于描述神经病理性疼痛的两个不同类型之一[11]。

2. 传入神经损伤　肿瘤浸润、化疗药物、放射治疗或手术等均可引起周围神经损伤,包括神经轴索变性、脱髓鞘、缺血坏死、机械损伤等,表现为在损伤的神经末梢、神经丛或脊神经根支配区内的疼痛,以及感觉过敏、感觉异常或感觉缺失。神经损伤可以引起外周神经和中枢神经系统的一系列改变,引起神经病性疼痛。

3. 交感神经相关痛　肿瘤直接或间接侵犯交感神经链而导致的以疼痛为主要表现的交感神经链综合征,因交感神经阻滞可缓解,故又称之为交感神经依赖性疼痛或交感神经维持性疼痛,特点是疼痛范围较弥散,呈发作性或持续性,可出现各种感觉异常,以痛觉异常、温度觉异常多见,触觉及深感觉障碍较少见。受损交感神经节的体表投射区的压痛点有助于定位诊断。此外,常伴有血管扩张、皮肤温度增高、不正常的出汗和营养改变等。选择性交感神经阻滞可用以确定诊断,同时也可以用于治疗[12]。

临床上也有相关研究报道认为癌痛的病理生理分类还应包括心理性疼痛[13]。心理性疼痛仅能在排除了躯体病理生理性疼痛后才能作出诊断。虽然心理因素可以增加疼痛和不适的程度,但在肿瘤患者中,单纯心理因素导致的疼痛比例还是很低的。通过病情检查和评估,常常发现患者的疼痛与肿瘤相关。由于癌痛与社会心理相关密切,很多患者由于社会相关因素表达的疼痛程度和问题与医者看到的状态不一致。有时患者将生活、家庭、经济等相关压力导致的内心痛苦以疼痛的方式表达,医务人员应该整体评估患者的疼痛情况,及时疏导,给予有效的疼痛治疗[14]。

三、按时间特征分类

国际疼痛研究协会(IASP)根据疼痛持续的时间将疼痛分为急性疼痛(acute pain)和慢性疼痛(chronic

pain），区分急性和慢性疼痛的持续时间定义为3个月[15]。随着对疼痛病理生理机制的深入了解，这一定义受到挑战，因为组织损伤的愈合时间因具体情况而异，很难以特定的时间加以定义，因此一种比较流行的慢性疼痛的替代定义，不涉及固定的持续时间，而是指"疼痛持续超出预期愈合"，也有将两者结合起来[16]。但比较一致的看法是，急性疼痛常呈自限性，随着组织损伤的愈合，疼痛可缓解或消失。基于这样的认识，对于癌痛的急性发作，临床上需要仔细评估疼痛是否与癌症相关。参照急性疼痛的定义和病理生理特征，严格意义上的急性癌痛非常少见，癌痛多为慢性疼痛。

四、按疼痛的程度分类

癌痛的严重程度可能反映出肿瘤的大小以及组织损伤的程度。癌痛的病理生理机制是影响疼痛程度的重要决定性因素，与肿瘤在软组织内生长导致的疼痛相比，骨转移损伤和肿瘤损伤神经导致的疼痛程度更为严重[17]。

疼痛程度常用于指导镇痛治疗，推荐使用的镇痛药主要是基于最初的疼痛程度。实用量化的疼痛强度评估工具等详见第三章第三节。

五、按疼痛的部位分类

癌痛可依据所涉及的身体结构和组织进行分类[18-20]，如癌痛可能来自于头部、颈部、胸壁、腹部、盆腔、脊柱或四肢等。按解剖部位分类不具备癌痛机制的特异性，缺少临床使用价值。但在进行一些有创治疗时，如体内放疗、神经阻滞、经皮椎体成形术、脊髓电刺激植入和鞘内药物输注等，确定癌痛的部位有利于更加精准地实施治疗。

（樊碧发）

第三节　癌痛的病理生理机制

虽然癌痛的原因及类型多种多样,但癌痛的病理生理机制主要包括伤害感受性和神经病理性两方面机制。

一、伤害感受性机制

伤害感受性疼痛传导通路主要由伤害感受器、初级传入神经纤维(Aδ 和 C 纤维)、背根神经节(一级神经元胞体)、脊髓背角(二级神经元胞体)、脊髓传导束(脊髓丘脑束和脊髓网状束等)以及丘脑(感觉通路的最后中转站)、中脑水管周围灰质(脑干下行性抑制系统主要起点)和大脑皮质等中枢核团组成。

伤害感受器是感觉传入神经纤维的末端结构,具有转导和传输功能。不同的传入纤维,其伤害感受器对不同刺激的敏感性亦不相同。有髓 Aδ 纤维的伤害感受器几乎只对机械伤害性刺激产生反应,其传导速度快,主要传导尖锐性刺痛。无髓 C 纤维的伤害感受器可以感受多种刺激模式,它对机械、热和化学伤害性刺激均能产生反应,其传导速度较慢,主要传导钝痛、灼痛或酸痛。痛觉信号经 Aδ 纤维和 C 纤维传递进入同侧脊索,突触释放兴奋性神经递质(谷氨酸、P 物质)激活脊髓背角神经元(二级传入神经元和广动力范围神经元),通过脊髓丘脑束(传递疼痛精确感知与定位疼痛)、脊髓 - 网状 - 丘脑通路(传递强烈情绪反应和内脏活动)、脊髓脑桥臂旁核通路(传递情感、认知和情绪反应)、脊髓背柱通路(传递内脏痛)等上行投射至丘脑相关核团(三级神经元),再投射至顶叶的皮质感觉区,通过中枢整合形成痛感觉、痛情绪和其他中枢反应(包括神经内分泌、骨骼肌肉、循环呼吸等多系统反应)。随着伤害性刺激的传入,可相继激活中脑水管周围灰质、延髓头端腹内侧核群(中缝大核及邻近的网状结构)以及脑桥背外侧网状结构(蓝斑核群和Kolliker-Fuse核)的下行神经元,沿脊髓背外侧束下行,通过释放 5- 羟色胺(5-hydroxytryptamine,5-HT)、去甲肾上腺素(norepinephrine,NE)、阿片肽和 γ- 氨基丁酸(gamma-aminobutyric acid,GABA)、对延髓和背角伤害性信息的传入产生抑制 / 易化的双重调节。生理状态下,抑制调节占主导,易化作用被其覆盖;神经病理性状态下,抑制作用减弱,而易化作用增强。

癌症导致躯体痛、骨癌痛及内脏痛都以伤害感受性疼痛为主要特征,其痛觉传导通路的结构和功能均保持完整,而在伤害性刺激的产生、感知、传导和调节机制方面仍有较大差别,因此临床表现和治疗策略也会不同。以下将分别论述。

(一) 躯体痛机制

肿瘤可通过各种途径造成组织损伤,激活伤害性感受器。肿瘤膨胀性生长,对周围组织产生机械压迫,从而激活机械性伤害感受器;肿瘤呈浸润性增长,侵入周围组织间隙、淋巴管或血管内,导致组织缺血坏死、细胞崩解,以及继发的炎症反应,释放 5-HT、缓激肽、前列腺素等致痛介质,激活并敏化伤害性感受器;肿瘤细胞表面抗原的表达,可激活人体细胞免疫,包括 T 淋巴细胞、NK 细胞、巨噬细胞等免疫细胞,释放肿瘤坏死因子等细胞毒性因子,介导肿瘤细胞崩解和凋亡,释放钾离子、氢离子、细胞因子、蛋白质分解酶等大量致痛介质,激活并敏化伤害性感受器。

如果抗癌治疗无效或效果不理想,肿瘤导致的组织损伤长期存在,伤害感受器的激活、敏化,以及伤害感受刺激的持续传入,会进一步导致感觉神经系统的损害和功能障碍,产生神经病性疼痛。

(二)骨癌痛机制

肺癌、前列腺癌、乳腺癌、肾癌、甲状腺癌均易发生骨转移,其中甲状腺癌尤甚。利用相对成熟的骨癌痛动物模型,目前对骨癌痛的机制研究相对深入。

骨膜、骨皮质、骨髓中均含有 Aβ、Aδ 和 C 纤维以及一些交感纤维,这构成了骨癌痛伤害感受性机制的解剖学基础。正常人体骨骼,成骨细胞的骨合成与破骨细胞的骨溶解处于平衡状态。肿瘤细胞可分泌或诱导成骨细胞、基质细胞增加分泌核因子-κB 受体活化因子配体(receptor activator of nuclear factor kappa B ligand,RANKL),并与破骨细胞前体细胞表面的核因子-κB 受体活化因子(receptor activator of nuclear factor kappa B,RANK)结合,刺激破骨细胞的增殖和活化,产生骨溶解[21]。大量研究表明,破骨细胞介导的骨溶解,是导致骨癌痛的重要因素[22]。临床上,给予双膦酸盐类药物抑制破骨细胞活性,可一定程度上缓解骨癌痛。此外,骨肿瘤细胞也可分泌前列腺素、神经生长因子、内皮素等致痛介质,刺激并激活伤害性感受器引起疼痛。在破骨细胞介导的骨吸收中,RANKL 的增加不仅可导致骨退化,也伴有局部酸中毒,H^+ 可激活初级感觉神经元上的瞬时受体电位香草酸亚型 1(transient receptor potential vanillic-1,TRPV1)阳离子通道和酸敏感性离子通道 3（acid sensing ion channel 3，ASIC3），从而引起痛觉过敏[23]。

骨癌痛的发病机制复杂，在骨癌痛发展的过程中，交互存在着肿瘤牵张骨膜、肿瘤压迫周围组织、炎性介质释放、神经损伤及其他组织损伤等病理变化，同时肿瘤导致的骨质破坏和局部缺血、缺氧，形成病灶周围复杂而独特的微环境，使得伤害性刺激传入信息增加，可导致疼痛更加剧烈。

（三）内脏痛机制

癌性内脏痛有其自身特点。一方面内脏痛觉感受器的分布较躯体稀疏得多；另一方面内脏感觉传入途径比较弥散，一个脏器的痛觉传入纤维可以经过几个脊髓节段传入中枢，而一根脊神经又可包含几个脏器的传入纤维，如胃感觉传入到脊髓的节段在胸 6~ 胸 9，与肝、胆、胰、脾和十二指肠等脏器的传入节段相重叠。因此内脏疼痛不同于躯体痛，表现为定位模糊的钝痛。此外，内脏痛觉信号与躯体痛觉传入纤维在脊髓层面发生汇聚可在体表特定区域出现牵涉痛；内脏痛传导通路与自主神经反应的通路之间亦存在密切联系，因此内脏痛常伴有恶心、呕吐、心血管、呼吸系统以及情绪方面的变化。

内脏的痛觉感受器对机械性牵拉、痉挛、缺血和炎症等刺激敏感，因此癌性内脏痛大多由肿瘤占位压迫、空腔脏器梗阻或实质性器官包膜牵拉，以及继发的炎症和功能障碍所致，大部分癌性内脏痛有着较明显的共同特征[24-26]：早期，未形成空腔脏器梗阻或实质性脏器包膜牵拉时，仅表现为轻度定位不清的钝痛甚至无痛；中晚期，形成梗阻、压迫甚至出现其他并发症时，会表现为剧痛，而且随着肿瘤的增大，疼痛日益剧烈。例如,肝肿瘤生长迅速时,肝包膜受到较大张力,便可出现右上腹剧烈胀痛。子宫癌、卵巢癌压迫和侵犯输尿管也可引起难忍的绞痛。胆囊癌、胰腺癌造成胆道梗阻,引起剧烈上腹痛。颅内肿瘤造成颅内压增高引起头痛。

二、神经病理性机制

神经病理性癌痛(neuropathic cancer pain,NCP)是癌痛的常见类型。NCP 患者还可同时出现运动障碍、深感觉丧失、本体感觉丧失、肠蠕动障碍、膀胱功能障碍、瞳孔运动异常和直立性低血压等伴随症状,尽管它们不产生疼痛,却可以严重损害患者的躯体功能,甚至影响到穿衣、梳头等日常最基本的生活能力,极大地降低患者的生活质量[27]。

NCP 源自于外周或中枢感觉神经系统的物理或化学损伤。肿瘤压迫、直接侵犯神经结构以及肿瘤微环境产生的缺氧引起的直接神经损伤会形成 NCP;细胞毒性因子和炎性介质的大量释放,诱发神经性炎症,进而导致神经损伤和 NCP 形成。NCP 可分为周围性 NCP 和中枢性 NCP[27,28]。周围性 NCP 可以由肿瘤直接对外周神经浸润和压迫引起,也可以间接由治疗所引起,如放疗、化疗等。中枢性 NCP 则多由于肿瘤对中枢神经系统的直接侵蚀和破坏引起。

NCP 的病因和机制非常复杂,涉及肿瘤或肿瘤治疗导致痛觉传导通路的解剖结构改变和功能受损。NCP 可能的机制主要包括外周机制和中枢机制,外周机制包括炎性介质介导的外周敏化、传入神经异常兴奋和异位放电、交感神经兴奋的维持等;中枢机制包括脊髓及脊髓上神经元兴奋性异常、突触传递增强,表现为神经元的阈值降低、反应性增高、兴奋性感受野扩大，以及下行抑制 / 易化系统失衡和中枢神经系统可塑性变化等[29]。

在 NCP 形成的过程中，肿瘤细胞、免疫细胞、坏死组织等会分泌或释放肿瘤坏死因子、神经生长因子、缓激肽、前列腺素、5-HT、腺苷（ATP）、钾离子、氢离子、NO、白介素、神经肽等，这些疼痛介质可使伤害感受器发生敏化，放大其传入的伤害性信息，同时多种离子通道的异常参与了神经病理性疼痛的发生，包括钙离子通道、钠离子通道、氯离子通道、钾离子通道等。神经损伤后，传入神经纤维脊髓后角突触前膜钙离子通道上的 α2-δ 亚单位高表达，钙离子通道异常开放，钙离子内流增加，兴奋性神经递质谷氨酸释放增加，导致背角神经元（包括伤害性传入神经元和广动力神经元）过度兴奋，从而产生痛觉过敏和痛觉超敏。感觉传递随后通过 P 物质、降钙素基因相关肽、胺类物质（谷氨酸和天冬氨酸）等进行调节[30]，其中 N- 甲基 -D- 天冬氨酸（N-methyl-D-aspartic acid，NMDA）受体和 α- 氨基羟甲基异噁唑丙酸（α-amino-3-hydroxy-5-methylisoxazole-4-propionic acid，AMPA）受体的激活参与了中枢敏化的形成和疼痛促发过程，如痛觉过敏、异常疼痛（非疼痛性刺激造成的疼痛）和疼痛持续状态。

癌痛既不是伤害性疼痛或神经病理性疼痛的其中一种，晚期癌痛常表现为混合性疼痛，也不是这两种慢性痛的简单叠加，而是机制复杂且独特的慢性疼痛状态。同一肿瘤患者在疾病的不同阶段，这些机制相互影响、相互转化，难以完全区分。

（王　昆　金　毅）

参 考 文 献

［1］National Comprehensive Cancer Network. NCCN clinical practice guidelines in oncology：adult cancer pain（Version 2. 2019）.［2019-4-5］. www.nccn.org.

［2］黄宇光.神经病理性疼痛临床诊疗学.北京：人民卫生出版社，2010.

［3］BOLAND E G，MULVEY M R，BENNETT M I. Classification of neuropathic pain in cancer patients. Curr Opin Support Palliat Care，2015，9（2）：112-115.

［4］BELKOFF S M，MATHIS J M，ERBE E M，et al. Biomechanical evaluation of a new bone cement for use in vertebroplasty. Spine （Phila Pa 1976），2000，25（9）：1061-1064.

［5］NIRAJ G，ROWBOTHAM D J. Persistent postoperative pain：where are we now？ Br J Anaesth，2011，107（1）：25-29.

［6］CHAPMAN C R，VIERCK C J. The transition of acute postoperative pain to chronic pain：an integrative overview of research on mechanisms. J Pain，2017，18（4）：359.e1-359.e38.

［7］NIJS J，LEYSEN L，ADRIAENSSENS N，et al. Pain following cancer treatment：guidelines for the clinical classification of predominant neuropathic，nociceptive and central sensitization pain. Acta Oncol，2016，55（6）：659-663.

［8］DE LEON-CASASOLA O A. Cancer pain：pharmacologic，interventional and palliative approaches. Philadelphia：Saunders Elsevier，2006.

［9］特怀克罗斯.晚期癌症止痛.贾廷珍，汪有蕃，王宪玲，译.沈阳：辽宁教育出版社，1999.

［10］ELIAV E，TAL M，BENOLIEL R. Experimental malignancy in the rat induces early hypersensitivity indicative of neuritis. Pain，2004，110（3）：727-737.

［11］ARTHUR J，YENNURAJALINGAM S，NGUYEN L，et al. The

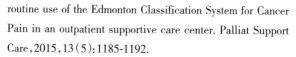

routine use of the Edmonton Classification System for Cancer Pain in an outpatient supportive care center. Palliat Support Care,2015,13(5):1185-1192.

[12] DE LEON-CASASOLA O A. Critical evaluation of chemical neurolysis of the sympathetic axis for cancer pain. Cancer Control,2000,7(2):142-148.

[13] KUMAR S P. Cancer pain:a critical review of mechanism-based classification and physical therapy management in palliative care. Indian J Palliat Care,2011,17(2):116-126.

[14] MIN J A,YOON S,LEE C U,et al. Psychological resilience contributes to low emotional distress in cancer patients. Support Care Cancer,2013,21(9):2469-2476.

[15] International Association for the Study of Pain. Classification of chronic pain. 2nd ed. Seattle:IASP Press,1994.

[16] FISHMAN S M,BALLANTYNE J C,RATHMELL J P. Bonica's management of pain. Philadelphia:Lippincott Williams & Wilkins,2009.

[17] SERLIN R C,MENDOZA T R,NAKAMURA Y,et al. When is cancer pain mild,moderate or severe? grading pain severity by its interference with function. Pain,1995,61(2):277-284.

[18] KUMAR S P,PRASAD K,KUMAR V K,et al. Mechanism-based classification and physical therapy management of persons with cancer pain:a prospective case series. Indian J Palliat Care,2013,19(1):27-33.

[19] NERSESYAN H,SLAVIN K V. Current approach to cancer pain management:availability and implications of different treatment options. Ther Clin Risk Manag,2007,3(3):381-400.

[20] KNUDSEN A K,BRUNELLI C,KLEPSTAD P,et al. Which domains should be included in a cancer pain classification system? analyses of longitudinal data. Pain,2012,153(3):696-703.

[21] SUVA L J,WASHAM C,NICHOLAS R W,et al. Bone

metastasis:mechanisms and therapeutic opportunities. Nat Rev Endocrinol,2011,7（4）:208-218.

［22］邓博,贾立群 . 骨癌疼痛的机制及药物治疗研究进展 . 中日友好医院学报,2010,24（2）:114-116,119.

［23］NAGAMINE K,OZAKI N,SHINODA M,et al. Mechanical allodynia and thermal hyperalgesia induced by experimental squamous cell carcinoma of the lower gingiva in rats. J Pain,2006,7（9）:659-670.

［24］DELANEY A,FLEETWOOD-WALKER S M,COLVIN L A,et al. Translational medicine:cancer pain mechanisms and management. Br J Anaesth,2008,101（1）:87-94.

［25］NAUTA H J,SOUKUP V M,FABIAN R H,et al. Punctate midline myelotomy for the relief of visceral cancer pain. J Neurosurg,2000,92（2 Suppl）:125-130.

［26］ERDEK M A,HALPERT D E,FERN NDEZ M G,et al. Assessment of celiac plexus block and neurolysis outcomes and technique in the management of refractory visceral cancer pain. Pain Med,2010,11（1）:92-100.

［27］LOOMBA V,KAVEESHVAR H,UPADHYAY A,et al. Neuropathic pain in cancer patients:a brief review. Indian J Cancer,2015,52（3）:425-428.

［28］VADALOUCA A,RAPTIS E,MOKA E,et al. Pharmacological treatment of neuropathic cancer pain:a comprehensive review of the current literature. Pain Pract,2012,12（3）:219-251.

［29］LEVI V,MESSINA G,FRANZINI A,et al. Peripheral nerve field stimulation（PNFS）as a treatment option for intractable radiation-induced facial neuropathic pain in a survivor of laryngeal cancer:a case report. World Neurosurg,2016,91:671.e5-e7.

［30］LEE H J,LEE J H,LEE E O,et al. Substance P and beta endorphin mediate electroacupuncture induced analgesic activity in mouse cancer pain model. Acupunct Electrother Res,2009,34（1/2）:27-40.

第三章

疼痛的筛查与评估

第一节　癌痛筛查与评估的目的和意义

癌痛筛查与评估是疼痛规范化管理的第一步,通过筛查发现患者的疼痛症状,及时正确地评估并进行规范化的治疗,能够使患者保持较好的生活质量,并且增强战胜疾病的信心。

我国《癌症疼痛诊疗规范》及国外多部癌痛治疗指南均特别强调了癌痛筛查及评估的重要性,明确提出医护人员在每一次接诊癌症患者时都要对其进行疼痛筛查与评估。

癌痛筛查指应用简单的筛查工具找出伴有疼痛的癌症患者,以便对这些人群进行关注和干预。医护人员对筛查出的疼痛患者应进行全面评估,提供规范的疼痛治疗和全程疼痛管理,并且指导患者主动报告疼痛,了解疼痛程度和性质,积极配合诊断治疗,这对有效地控制癌痛具有重要意义。

第二节　癌痛评估原则和特殊人群的癌痛评估原则

癌痛评估是为患者制订有效的疼痛治疗计划的基础。全面准确的癌痛评估对识别癌痛综合征,查找癌痛病因,调整镇痛药剂量及实施全程癌痛管理非常重要。

一、癌痛评估原则

疼痛是个人的一种主观感受,对于有沟通能力的患者,癌痛评估应以患者的主诉为依据。医护人员应如实记录患者主诉的疼痛强度及疼痛相关的体验,而不能主观判断患者的疼痛强度,也不应怀疑患者报告的真实性。行为观察可为评估患者是否正在经历着疼痛提供线索,但是观察到的行为表现并不一定等同于患者真实的疼痛状况。

二、特殊人群的癌痛评估原则

对于一些有沟通障碍或严重认知障碍,如痴呆或谵妄的癌症患者,医护人员很难获得他们对疼痛的主诉,这一人群的疼痛也因此经常被忽视而导致疼痛控制不良。

美国疼痛治疗护理协会(American Society for Pain Management Nursing, ASPMN)推荐对不能用言语沟通的患者进行疼痛评估需遵循以下原则:

1. 疼痛评估技巧的优先级别依次为:①如果有可能,尽量获得患者的主诉;②寻找引起疼痛的潜在原因和其他病因;③观察患者,提示其疼痛存在的行为;④获得主要照顾者关于疼痛和行为改变的汇报;⑤尝试用镇痛试验缓解因疼痛引起的行为改变。

2. 建立疼痛评估程序。

3. 应用合适的行为评估工具。

4. 最小化强调生理指标。

5. 再评估和记录[1]。

该原则也适用于癌痛。

对于有沟通和认知障碍的患者,通过一些疼痛行为可提示疼痛的存在,包括面部表情、身体动作、保护性行为、特殊语言或发声、精神状态及行为方式的改变等方面,例如面部表情出现苦脸、皱眉、额头紧锁、面部肌肉抽搐、双眼不睁或牙关紧闭等;身体动作可见躁动不安、来回踱步、摇摆、连续或间断变换体位、退缩等;患者叹息、呻吟、抱怨、尖叫、诅咒、辱骂、祈祷,或发出短语"帮帮我""别碰我"等信息;与以往相比出现食欲减退、睡眠改变、活动减少、情绪低落和神情恍惚,甚至出现定向力障碍等变化,这些都提示可能存在疼痛。

第三节　疼痛评估工具

一、常用疼痛评估工具

目前临床应用的疼痛评估工具有很多,大致可分为两类:单维度疼痛评估量表和多维度疼痛评估量表。单维度疼痛评估量表用于量化疼痛强度,为临床选择镇痛药和调整剂量提供依据。多维度疼痛评估量表用于测量疼痛体验的多个方面,整合了患者的一般因素、疼痛强度、疼痛的描述、疼痛对功能的影响及其他与疼痛相关的问题,用于对疼痛进行全面评估。每种量表各有优缺点,临床可根据疼痛患者的理解能力及评估的目的选择合适的疼痛评估工具。

常用的单维度疼痛评估量表有:数字等级评定量表(Numerical Rating Scale,NRS)、Wong-Baker面部表情疼痛量表(Wong-Baker Faces Pain Scale,WBFPS)、视觉模拟评分法(Visual Analogue Scale,VAS)、面部表情疼痛量表修订版(Faces Pain Scale-Revised,FPS-R)、言语等级评定量表(Verbal Rating Scale,VRS)[2]。常用

的多维度疼痛评估工具有:简化的麦吉尔疼痛问卷-2（Short-form McGill Pain Questionnaire 2,SF-MPQ-2），临床应用有较好的信度和效度[3,4]，以及疼痛调查简表（Brief Pain Inventory,BPI），是一种相对简明实用的疼痛评估工具[5]。

二、特殊人群的疼痛评估工具

对无法用言语沟通和认知障碍的患者进行疼痛评估是一种挑战,但及时准确发现和评价患者的疼痛对于制订有效的疼痛治疗计划至关重要。对这类人群目前常用于评估危重、有或无插管的成年患者的疼痛量表,包括行为疼痛量表（Behavioral Pain Scale,BPS）和重症监护疼痛观察工具（Critical-Care Pain Observation Tool,CPOT）。BPS 最初由 Robieux 等人发展用于评估对婴幼儿和儿童的诊疗操作的相关疼痛,可通过观察面部表情、有无哭泣及身体动作三个方面的反应判断疼痛强度,之后该量表进一步发展,用于评估危重患者的疼痛强度。CPOT 从患者的面部表情、身体运动、插管患者对机械通气的顺应性或非插管患者发声情况、肌张力四个方面对疼痛强度进行评估。交流受限老年人疼痛评估表（The Pain Assessment Checklist for Seniors with Limited Ability to Communicate,PACSLAC）则适用于有语言沟通障碍的老年患者[6]。此外,Edmonton 症状评估系统（Edmonton Symptom Assessment System,ESAS）是有效的症状评估工具,通过视觉或数字,以及恶心、呕吐、食欲等 8 个症状评估疼痛。修订版 ESAS（ESAS-revised,ESAS-R）更容易被不能用语言沟通和认知障碍的患者理解。如果患者在终末期不能使用,可以由主要照顾者来填写 Edmonton 症状评估表格

（Edmonton Symptom Assessment Scale,ESAS）[7]。

三、选择疼痛评估工具的原则

首先,应根据疼痛评估的目的选择疼痛评估工具。初次开始疼痛治疗或疼痛发生变化时均需要进行全面评估,应选择多维度疼痛评估工具,以便全面了解疼痛各要素及疼痛相关体验。而在阿片类药物剂量滴定或剂量调整过程中,为了明确疼痛缓解程度,可选择单维度疼痛评估工具动态地量化疼痛强度。

其次,应根据患者的理解能力和认知情况选择合适的疼痛评估工具。例如大部分成年患者都能够理解和使用 NRS 和 VAS,儿童和老年人可能更容易理解 WBFPS 或 FPS-R,见图 3-1 至图 3-3。对存在沟通或认知障碍的患者,应遵循 ASPMN 推荐的疼痛评估原则按优先级别顺序进行评估,并恰当地应用疼痛评估工具,见表 3-1。

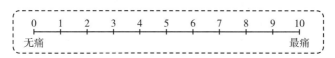

图 3-1 数字等级评定量表（NRS）

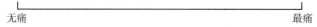

图 3-2 视觉模拟评分法（VAS）

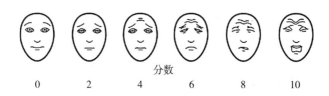

图 3-3

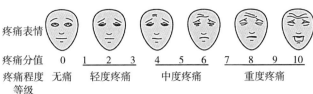

图 3-3 两种面部表情疼痛评估量表

表 3-1 疼痛调查简表（BPI）

疼痛调查简表（BPI）

1. 大多数人一生中都有过疼痛经历（如轻微头痛、扭伤后痛、牙痛）。除这些常见的疼痛外，现在您是否还感到有别的类型的疼痛？

（1）是　（2）否

2. 请您在下图中标出您的疼痛部位,并在疼痛最剧烈的部位以"×"标出。

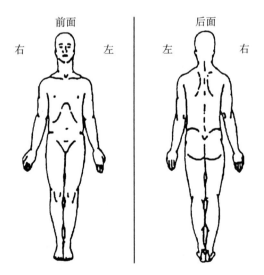

3. 请选择下面的一个数字,以表示过去 24 小时内您疼痛最剧烈的程度。

（不痛）0　1　2　3　4　5　6　7　8　9　10（最剧烈）

4. 请选择下面的一个数字,以表示过去24小时内您疼痛最轻微的程度。

（不痛）0　1　2　3　4　5　6　7　8　9　10（最剧烈）

5. 请选择下面的一个数字,以表示过去24小时内您疼痛的平均程度。

（不痛）0　1　2　3　4　5　6　7　8　9　10（最剧烈）

6. 请选择下面的一个数字,以表示您目前的疼痛程度。

（不痛）0　1　2　3　4　5　6　7　8　9　10（最剧烈）

7. 您希望接受何种药物或治疗控制您的疼痛?

_____

8. 在过去的24小时内,由于药物或治疗的作用,您的疼痛缓解了多少? 请选择下面的一个百分数,以表示疼痛缓解的程度。

（无缓解）0　10%　20%　30%　40%　50%

60%　70%　80%　90%　100%　（完全缓解）

9. 请选择下面的一个数字,以表示过去24小时内疼痛对您的影响。

（1）对日常生活的影响

（不影响）0　1　2　3　4　5　6　7　8　9　10（完全影响）

（2）对情绪的影响

（不影响）0　1　2　3　4　5　6　7　8　9　10（完全影响）

（3）对行走能力的影响

（不影响）0　1　2　3　4　5　6　7　8　9　10（完全影响）

（4）对日常工作的影响（包括外出工作和家务劳动）

（不影响）0　1　2　3　4　5　6　7　8　9　10（完全影响）

（5）对与他人关系的影响

（不影响）0　1　2　3　4　5　6　7　8　9　10（完全影响）

（6）对睡眠的影响

（不影响）0　1　2　3　4　5　6　7　8　9　10（完全影响）

（7）对生活兴趣的影响

（不影响）0　1　2　3　4　5　6　7　8　9　10（完全影响）

第四节 癌痛评估内容

癌痛形式多样、机制复杂,并且涉及诸多伴随症状和心理、精神方面的改变,后者又会对疼痛和疼痛的评估产生不同的影响,因此,慢性癌痛患者的综合医学评估(comprehensive medical evaluation)内容应包括:

一、癌痛的病史

与癌痛相关的病史至少应包括以下内容:

1. 癌痛强度 当前疼痛强度和过去 24 小时基础疼痛,静息痛、事件性疼痛以及自发性疼痛强度等。

2. 癌痛部位 疼痛的解剖部位、深部痛或浅表痛、疼痛有无放射,疼痛如局限在特定的神经支配范围,常提示神经病理性疼痛。

3. 癌痛性质 酸痛、胀痛提示慢性炎症、感染等伤害性疼痛;针刺痛、烧灼痛、电击痛等提示神经病理性疼痛。

4. 癌痛时间和特征 疼痛开始时间、持续时间;持续性或间歇性,有无爆发痛(详见第七章第五节);有无自发痛、痛觉过敏或痛觉异常,疼痛加重或缓解的因素等。

5. 癌痛的伴随症状 往往可以提示哪些系统可能涉及癌痛,如循环(心慌、心悸)、呼吸(呼吸急促、咳嗽)、上消化道(恶心、吞咽痛)、大小肠(腹泻、便秘)、泌尿系统(排尿困难、血尿)和内分泌系统(低血糖)。

二、癌痛的治疗病史

与癌痛治疗相关的病史至少应包括目前和既往的

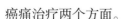

癌痛治疗两个方面。

1. 目前癌痛治疗计划 包括正在使用药物名称、剂量和给药间隔;患者用药的顺应性;目前疼痛缓解程度;是否需要补充短效阿片类药物,补充的剂量、次数;药物的不良反应等。

2. 既往癌痛治疗情况 除了既往的疼痛治疗的用药史,与疼痛相关的一些特殊问题,包括疼痛对患者和家属的影响,患者和家属对疼痛和疼痛用药的态度,对疼痛和疼痛表达的文化和信仰,有无精神困扰以及患者及家属对疼痛治疗的期望等。

3. 其他与癌痛治疗相关的病史 家属和他人的支持;药物滥用史;镇痛药使用不当或滥用的危险因素;镇痛不足的危险因素,如儿童、老年、少数民族、交流障碍、药物滥用史、神经病理性疼痛、文化因素等。

4. 其他医疗史 包括肿瘤治疗史、其他疾病、既往有无慢性疼痛;体格检查;实验室和影像学检查等。

三、社会心理因素

疼痛是个人独特的感受,是在多维因素相互作用下产生的个人体验,包括生理和感知因素、情感因素、认知因素、行为因素、社会文化因素及环境因素等。评估癌痛的生理和感知因素解释了癌痛的原因和特点,而利用多因素模型评估,则描述了多种因素对癌痛评估和癌痛体验的影响,为临床进行癌痛全面评估和适时干预提供了依据。其内容主要包括:

1. 情感因素 指与疼痛体验相关的情绪反应,患者可表现为易怒、焦虑、抑郁、注意力分散、情绪障碍或失去控制等。情绪反应都会影响到疼痛控制的效果和患者对疼痛治疗的满意度。

2. 认知因素　包括疼痛影响个人思考的方式，如何看待自己和疼痛的关系，对疼痛和疼痛治疗的知识、态度和信念以及疼痛对个人的意义等。这些认知因素影响了患者在疼痛治疗过程中的参与度及疼痛控制效果。

3. 行为因素　指患者表达和应对疼痛的方式，医护人员可通过患者的行为表现理解他的想法和体验。

4. 社会文化因素　包括患者的人口学资料，如年龄、性别、种族、信仰、婚姻状态、社会支持等。

5. 环境因素　指患者接受治疗所处的环境，安静、平和、温湿度适宜的环境利于患者缓解疼痛，反之则可能使疼痛加重。

综上所述，当癌痛患者汇报了疼痛或不适，应常规对癌痛进行评估。评估的频率可根据患者癌症不同阶段和对镇痛治疗的需求决定，初次就诊进入癌痛治疗计划、癌痛发生变化及癌痛治疗计划发生改变时都应进行全面评估。

（陆宇晗　李萍萍）

参 考 文 献

[1] HERR K, COYNE P J, MCCAFFERY M, et al. Pain assessment in the patient unable to self-report: position statement with clinical practice recommendations. Pain manage Nurs, 2011, 12(4): 230-250.

[2] National Comprehensive Cancer Network. NCCN clinical practice guidelines in oncology: adult cancer pain (Version 2. 2019). [2019-5-7]. www.nccn.org.

[3] DWORKIN R H, TURK D C, REVICKI D A, et al. Development

and initial validation of an expanded and revised version of the Short-form McGill Pain Questionnaire（SF-MPQ-2）. Pain，2009，144（1/2）:35-42.

［4］李君,冯艺,韩济生,等 . 中文版简版 McGill 疼痛问卷 -2 的制定与多中心验证 . 中国疼痛医学杂志,2013,19（1）:42-46.

［5］DAUT R L,CLEELAND C S,FLANERY R. Development of the Wisconsin Brief Pain Questionnaire to assess pain in cancer and other diseases. Pain,1983,17（2）:197-210.

［6］GÉLINAS C. Nurses′ evaluations of the feasibility and the clinical utility of the Critical-Care Pain Observation Tool. Pain Manage Nurs,2010,11（2）:115-125.

［7］BRUERA E,KUEHN N,MILLER M J,et al. The Edmonton Symptom Assessment System（ESAS）:a simple method for the assessment of palliative care patients. J Palliative Care,1991,7（2）:6-9.

第四章

癌痛治疗概论

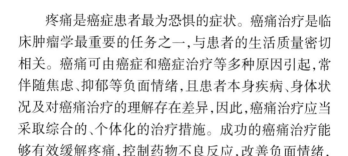

疼痛是癌症患者最为恐惧的症状。癌痛治疗是临床肿瘤学最重要的任务之一,与患者的生活质量密切相关。癌痛可由癌症和癌症治疗等多种原因引起,常伴随焦虑、抑郁等负面情绪,且患者本身疾病、身体状况及对癌痛治疗的理解存在差异,因此,癌痛治疗应当采取综合的、个体化的治疗措施。成功的癌痛治疗能够有效缓解疼痛,控制药物不良反应,改善负面情绪,达到提高患者生活质量的目标。

癌痛治疗的方法除抗肿瘤治疗外,主要分为药物治疗和非药物治疗。

一、药物治疗

药物治疗的原则如下:

1. 按阶梯给药 根据癌痛患者的疼痛程度给予相应强度的镇痛药。轻度疼痛可选用非甾体抗炎药或对乙酰氨基酚等药物。需要注意的是,此类药物具有"天花板效应(ceiling effect)",即达到一定剂量后再增加剂量疗效不提高,而不良反应增加。当使用此类药物疼痛不能得到缓解时,应使用更高阶梯的药物。中度疼痛可以选用弱阿片类药物或低剂量强阿片类药物[1-3],重度疼痛首选强阿片类药物。

目前,三阶梯治疗理念的内容也在更新,NCCN Clinical Practice Guidelines in Oncology: Adult Cancer Pain

推荐中度以上疼痛患者即可使用强阿片药物进行治疗[4]。Management of cancer pain in adult patients:ESMO Clinical Practice Guidelines 建议,可以采用低剂量强阿片药物与非阿片镇痛药联合治疗轻 - 中度疼痛[5]。此外,欧洲姑息性治疗学会(European Association for Palliative Care,EAPC)也推荐对于轻 - 中度疼痛的患者或者经非阿片类药物治疗无效的患者,低剂量强阿片是治疗选择之一[6]。

2. 口服给药　口服给药是癌痛治疗的首选途径,也是最常用的给药途径[7],简单方便,可避免注射等给药方法带来的不适,方便剂量调整,有利于提高患者的顺应性。在无法口服给药时,也可考虑透皮贴剂给药、经直肠给药、皮下注射给药等其他给药途径。

3. 按时给药　镇痛药应按照一定的时间间隔给药,以维持有效的血药浓度,从而保证患者疼痛得到持续缓解。

4. 个体化给药　指按照患者病情,疼痛的性质、强度、对生活质量的影响,对药物的耐受性,制订个体化的用药方案。不同患者的疼痛阈值及对阿片类药物的敏感性存在很大差异,因此阿片类药物没有标准用药剂量。能够使患者疼痛得到缓解,同时不良反应最低的剂量就是最佳的剂量。

此外,根据疼痛的病因及发生机制给予相应的辅助药物能够增加阿片类药物的镇痛效果,减少阿片类药物的用量和不良反应,提高患者生活质量。如对于神经病理性疼痛,可考虑使用抗抑郁药(如阿米替林、度洛西汀等)、抗惊厥药(如加巴喷丁、普瑞巴林等)[8]或糖皮质激素(如地塞米松、甲泼尼龙等)[9]。对于骨转移引起的疼痛,可考虑使用双膦酸盐类药物或地舒单抗[10,11]。

5. 注意具体细节 指的是对使用镇痛药的患者要注意监测,评估其疼痛缓解程度及机体反应情况,注意药物联合应用时的相互作用,并及时采取措施对药物的不良反应进行预防或治疗,使得患者能获得理想的疼痛缓解,同时不良反应最小。

二、非药物治疗

癌痛的非药物治疗,包括放疗、疼痛介入治疗、认知 - 行为治疗、社会心理支持治疗等。合理地使用非药物治疗方法,与癌痛药物治疗有机结合,可以有效提高癌痛治疗效果,减少药物的不良反应,提高患者的生活质量。对于经药物治疗后疼痛控制仍不满意或出现不能耐受的不良反应的患者,合理利用非药物治疗措施有望取得良好的治疗效果。近年来越来越多的研究发现,认知 - 行为治疗、社会心理支持治疗等无创的治疗手段在癌痛治疗中也具有重要的作用,尤其对改善患者的负面情绪效果显著[12]。

三、患者教育

尽管癌痛的治疗水平在不断地进步,但近期的研究发现仍然有近 1/3 的患者没有得到充分的止痛治疗[13]。多种因素导致了该结果的出现,其中患者对镇痛药的误解,如对成瘾的担心,担心镇痛治疗会分散医生对其肿瘤治疗的精力,癌痛评估知识的缺乏等是重要的原因[14]。而以患者为中心,针对患者个性化设计,与抗肿瘤治疗有机结合,并且贯穿整个就医过程的患者教育计划能够改善上述情况,明显提高患者疼痛控制水平[15-17]。因此,在癌痛的治疗中,需要重视对患者的教育,使其对癌痛及其治疗有正确的认识,掌握癌痛评估方法及镇痛药的使用方法,能够通过合理正确地使用药物及调整生活方式减轻镇痛药的不良反应,从而得到理想的癌痛控制并提高生活质量。

（张　力）

参 考 文 献

［1］BANDIERI E,ROMERO M,RIPAMONTI C I, et al. Randomized trial of low-dose morphine versus weak opioids in moderate cancer pain. J Clin Oncol,2016,34（5）:436-442.

［2］TESSARO L,BANDIERI E,COSTA G,et al. Use of oxycodone controlled-release immediately after NSAIDs:a new approach to obtain good pain control. Eur Rev Med Pharmacol Sci,2010,14（2）:113-121.

［3］MARINANGELI F,CICCOZZI A,LEONARDIS M,et al. Use of strong opioids in advanced cancer pain:a randomized trial. J Pain Symptom Manage,2004,27（5）:409-416.

［4］National Comprehensive Cancer Network. NCCN clinical practice guidelines in oncology:adult cancer pain（Version 2. 2016）.［2019-5-6］.www.nccn.org.

［5］RIPAMONTI C I,SANTINI D,MARANZANO E,et al. Management of cancer pain:ESMO Clinical Practice Guidelines. Ann Oncol,2012,23（Suppl 7）:vii139-vii154.

［6］CARACENI A,HANKS G,KAASA S,et al. Use of opioid analgesics in the treatment of cancer pain:evidence-based recommendations from the EAPC. Lancet Oncol,2012,13（2）:e58-e68.

［7］中华人民共和国国家卫生健康委员会.癌症疼痛诊疗规范（2018 年版）.临床肿瘤学杂志,2018,23（10）:937-944.

［8］RAPTIS E,VADALOUCA A,STAVROPOULOU E,et al. Pregabalin vs. opioids for the treatment of neuropathic cancer pain:a prospective,head-to-head,randomized,open-label study. Pain Pract,2014,14(1):32-42.

［9］HAYWOOD A,GOOD P,KHAN S,et al. Corticosteroids for the management of cancer-related pain in adults. Cochrane Database Syst Rev,2015,(4):CD010756.

［10］WARDLEY A,DAVIDSON N,BARRETT-LEE P,et al. Zoledronic acid significantly improves pain scores and quality of life in breast cancer patients with bone metastases: a randomised,crossover study of community vs hospital bisphosphonate administration. Br J Cancer,2005,92(10): 1869-1876.

［11］CLEELAND C S,BODY J J,STOPECK A, et al. Pain outcomes in patients with advanced breast cancer and bone metastases: results from a randomized,double-blind study of denosumab and zoledronic acid. Cancer,2013,119(4):832-838.

［12］SHEINFELD GORIN S,KREBS P,BADR H,et al. Meta-analysis of psychosocial interventions to reduce pain in patients with cancer. J Clin Oncol,2012,30(5):539-547.

［13］GRECO M T,ROBERTO A,CORLI O,et al. Quality of cancer pain management:an update of a systematic review of undertreatment of patients with cancer. J Clin Oncol,2014,32 (36):4149-4154.

［14］KWON J H. Overcoming barriers in cancer pain management. J Clin Oncol,2014,32(16):1727-1733.

［15］LOVELL M R,LUCKETT T,BOYLE F M,et al. Patient education,coaching,and self-management for cancer pain. J Clin Oncol,2014,32(16):1712-1720.

［16］MARIE N,LUCKETT T,DAVIDSON P M,et al. Optimal patient education for cancer pain:a systematic review and theory-based meta-analysis. Support Care Cancer,2013,21

（12）:3529-3537.

［17］BENNETT M I,BAGNALL A M,JOS CLOSS S. How effective are patient-based educational interventions in the management of cancer pain? Systematic review and meta-analysis. Pain, 2009,143（3）:192-199.

第五章

癌痛治疗常用药物

━━━ ○ ⋯⊙⋯ ○ ⋯⊙⋯ ○ ⋯ ━━━

目前癌痛治疗药物的种类、剂型越来越丰富,各类药物的作用机制、临床效果和不良反应均不尽相同,因此应根据不同的治疗需要,结合患者具体情况选择合理的给药方案。常用于癌痛治疗的药物包括非阿片类镇痛药(非甾体抗炎药)、阿片类镇痛药和辅助镇痛药(抗惊厥药、抗抑郁药、糖皮质激素和外用药等)[1]。

第一节　非甾体抗炎药

一、非甾体抗炎镇痛药的概述

非甾体抗炎药(non-steroidal anti-inflammatory drugs,NSAIDs)与甾体类药物(糖皮质激素)相比较其化学结构中缺乏甾环,故而得名[2]。NSAIDs 是最早被 WHO 列入慢性疼痛治疗药物目录的非阿片类药物,属于癌痛治疗的第一阶梯用药,常用于缓解轻度疼痛,或与阿片类药物联合用于缓解中重度疼痛。

1. 作用机制　花生四烯酸有两条代谢途径,一是在环加氧酶(cyclooxygenase,COX)催化下,生成前列腺素(PGs)及其类似物;二是在脂加氧酶催化下生成 5-羟过氧化二十碳四烯酸(5-hydroperoxyeicosatetraenoic acid,5-HPETE),再经一系列的代谢过程生成白三烯类(Leukotrienes,LTs)物质。NSAIDs 主要通过抑制 COX

活性,阻断花生四烯酸转化为前列腺素,发挥解热、镇痛和抗炎作用。炎症或损伤造成的疼痛是由局部伤害性刺激激活痛觉纤维以及机体对痛觉的敏感性增加所致,痛觉敏感性的增加与脊髓背角神经元兴奋性增加(中枢致敏)密切相关。近年来,有证据表明,NSAIDs还可能通过对外周以及中枢神经元的直接作用产生镇痛效应。

2. 分类　根据 NSAIDs 对 COX-1 和 COX-2 选择性的不同,可将其分为 COX-1 特异性抑制剂、COX 非特异性抑制剂、COX-2 选择性抑制剂和 COX-2 特异性抑制剂。COX-1 特异性抑制剂:只抑制 COX-1,对 COX-2 没有活性,如小剂量阿司匹林;COX 非特异性抑制剂:同时抑制 COX-1 和 COX-2,如布洛芬、双氯芬酸钠、吲哚美辛、吡罗昔康等;COX-2 选择性抑制剂:抑制 COX-2 的同时对 COX-1 不产生明显的抑制,需剂量较大时才产生 COX-1 抑制效应,如美洛昔康、尼美舒利、萘丁美酮、依托度酸等;COX-2 特异性抑制剂:只抑制 COX-2,对 COX-1 没有活性,如依托考昔、塞来昔布、帕瑞昔布[3]。

3. 作用特点及用法　NSAIDs 无耐药性,也不产生药物依赖,但药理作用具有“天花板效应”。因此,NSAIDs 使用应遵循以下原则:不超过每日最大剂量(表 5-1);避免同时使用两种或两种以上的 NSAIDs 药物;一种 NSAIDs 无效时,换用另一种 NSAIDs 药物可能有效;NSAIDs 药物使用时应警惕高风险癌痛人群,如消化道活动性溃疡、凝血功能障碍、活动性出血、冠心病、心功能不全等患者,需进行评估并合理地选择,慎用或禁用 NSAIDs(详见第六章)。

表 5-1　常用 NSAIDs 的用法

中文药名	英文药名	峰时间 /h	半衰期 /h	给药途径	常用剂量	每天最大限量 /mg
吲哚美辛	indometacin	1~4	4~5	口服	25~50mg，tid	150
双氯芬酸	diclofenac	1~2	2	口服	首剂，50mg，以后 25~50mg，q6~8h	—
布洛芬	ibuprofen	1~2	2	口服	200~400mg，q4~6h	2 400
布洛芬（缓释剂）	ibuprofen	—	—	口服	300~600mg，bid	2 400
萘普生	naproxen	2~4	13	口服	首剂 500mg，以后 250mg，q6~8h	—
氟比洛芬（缓释剂）	flurbiprofen	5~7	4.7~5.7	口服	200mg，qd	—
氟比洛芬（针剂）	flurbiprofen	6~7min	5.8	静脉注射	50mg，prn	—
洛索洛芬	loxoprofen	0.5	约 1.25	口服	60mg，bid	180
吡罗昔康	piroxicam	3~5	50	口服	20mg，qd	60
萘丁美酮	nabumetone	4~6	23	口服	1 000mg，qd	2 000
尼美舒利	nimesulide	1.2~3.8	2~3	口服	100mg，bid	—
塞来昔布	celecoxib	3	11	口服	首剂 400mg，以后 200mg，bid	400
依托考昔	etoricoxib	1	22	口服	60mg，qd	120
帕瑞昔布	parecoxib	0.5~1	8	静脉或肌内注射	首剂 40mg，以后 20~40mg，q6~12h	80

注：参考各药品说明书及 MICROMEDEX。

二、对乙酰氨基酚

1. 作用机制 对乙酰氨基酚(paracetamol)应用于临床已有百年历史,其作用机制仍不十分清楚。对乙酰氨基酚具有较强的解热、止痛作用,一直被认为是一种非甾体抗炎药,但它抗炎作用很弱,也没有其他经典非甾体抗炎药的特性,如抗血小板活性和胃肠道不良反应。有研究认为对乙酰氨基酚可能通过抑制脑内的环加氧酶-3(COX-3)从而减少前列腺素(prostaglandins,PGs)的合成发挥中枢止痛作用[4];还有研究认为对乙酰氨基酚的止痛作用也可能通过其他类型的中枢感受器进行介导,如内源性大麻素受体(大麻素受体Ⅰ型)等[5,6]。对乙酰氨基酚与中枢神经系统中的花生四烯酸结合生成强效瞬时受体电位香草酸亚型1(transient receptor potential vanilloid-1,TRPV1)激动剂 N-花生四烯酰-酚妥拉明,后者为内源性大麻素转运抑制剂,英文名 AM404,能抑制内源性大麻素的摄取与降解[7]。

2. 作用特点及用法 对乙酰氨基酚解热作用较强,止痛作用其次;对乙酰氨基酚单独使用,止痛作用具有封顶效应,但无耐药性,也不会产生药物依赖;与经典 NSAIDs 不同,对乙酰氨基酚不具有或不确定是否具有抗炎作用,几乎不会引起凝血功能、胃肠道和心血管方面的不良反应,少数病例可发生粒细胞缺乏症、贫血、过敏性皮炎(皮疹、皮肤瘙痒等)、肝炎或血小板减少症等。长期大量用药,尤其是肾功能低下者,可出现肾绞痛或急性肾衰竭(少尿、尿毒症)或慢性肾衰竭(镇痛药性肾病)。对乙酰氨基酚常与曲马多或羟考酮等组成复方制剂,可以增强后者的止痛作用,如氨酚曲马多（对乙酰氨基酚 325mg+ 曲马多 37.5mg）和氨酚羟考酮（对乙酰氨基酚 325mg+ 羟考酮 5mg）。

对乙酰氨基酚单独或与阿片类药物联合,适用于轻中度癌痛,但过量服用对乙酰氨基酚,容易导致急性肝功能障碍。因此,美国食品药品管理局（FDA）和众多指南对其用量均有严格限制[8],考虑到长期使用和慢性肝损害,建议每日最大剂量不超过 3g[1];12 岁以下儿童,每次 10~15mg/kg,间隔 4~6 小时,每日最大剂量不超过100mg/(kg·d)[9]。《癌症疼痛诊疗规范》(2018年版)和《中华人民共和国药典临床用药须知》(2015年版)指出,对乙酰氨基酚有肝毒性,作为合剂使用每日药量不宜大于 1.5g。镇痛不宜超过 10 日[10,11]。

（李国辉）

第二节　阿片类药物

阿片类药物因其安全性良好,给药途径多样,剂量调整简便,疗效可靠,且对所有类型的疼痛（躯体痛、内脏痛、神经病理性痛）均有不同程度的疗效,一直是治疗中重度癌痛的首选药物。慢性癌痛治疗时,首选口服阿片类药物,有明确指征时可选用透皮吸收途径给药,也可临时皮下注射用药,必要时可通过不同途径患者自控镇痛（patient controlled analgesia,PCA）给药。

一、作用机制

目前已知的阿片受体包括 μ、κ 和 δ 受体以及孤啡肽（orphanin FQ,OFQ）受体,后者又称为阿片受体样受体 1（opioid receptor-like 1 receptor,ORL1）。所有阿片受体均属 G 蛋白偶联受体（G protein-coupled receptors，GPCR），由 7 个跨膜区受体和异源多聚体 G 蛋白构成。G 蛋白由 α、β、γ 三个不同亚单位构成。当激动剂与其结合后激活 G_i 蛋白（抑制性 G 蛋白），使 G 蛋白的 β、γ 亚基与 α 亚基解离，从而分别介导了胞内多条信号通路的激活，启动了一系列复杂的瀑布式级联反应，如腺苷酸环化酶活性的抑制，G 蛋白偶联受体激酶和蛋白激酶 C 通路的激活等，通过关闭 N 型电压依赖性钙离子通道，开放钙依赖性钾离子通道，使神经元超极化和兴奋性下降。

　　阿片类药物通过激动不同类型的阿片受体产生镇痛、镇静、镇咳、缩瞳、呼吸抑制、肠蠕动减弱等不同的效应（表 5-2）。其中阿片类药物的镇痛机制包括：与外周神经（感觉神经元、背根神经元和初级传入神经元末梢等）阿片受体结合可产生抗伤害和镇痛作用；与突触前膜阿片受体结合，通过抑制兴奋性氨基酸和 P 物质的释放，减少痛觉信号向中枢的传导；与位于脊髓背角胶状质（第 Ⅰ、Ⅱ 层）感觉神经元上的阿片受体结合，降低背角神经元的兴奋性；与大脑和脑干等中枢阿片受体结合，通过下行抑制通路抑制痛觉的传入[3]。

表 5-2　阿片受体的激动效应

受体		作用	备注
μ 受体	$μ_1$	脊髓上镇痛、镇静、催乳素分泌	μ 受体激动药大量应用时呼吸抑制常在止痛的天花板效应以前即达到，故临床上常认为"μ 受体激动剂无天花板效应"
	$μ_2$	呼吸抑制、欣快、瘙痒、缩瞳、抑制肠蠕动、恶心、呕吐、依赖性	

续表

受体	作用	备注
κ受体	脊髓镇痛、呼吸抑制、镇静、致幻	κ受体激动剂可能对内脏痛有较好作用，也可能有较好的抗惊厥效应，同时能有效缓解瘙痒
δ受体	脊髓镇痛、平滑肌效应、缩瞳、调控μ受体活性	δ受体激动剂与μ受体形成复杂的二聚体等多种形式，在镇痛中发挥作用
OFQ受体（ORL₁）	参与运动系统、心血管系统、泌尿系统、听觉系统、生殖内分泌系统等多系统及痛觉的调节	孤啡肽在机体痛反应、针刺镇痛和机体对吗啡产生耐受等方面起重要作用，但作用机制尚不明确，需进一步研究

二、分类

阿片类药物可依据来源、结构、药理作用及镇痛强度不同进行分类[12]。

1. **按化学结构分类** 可分为吗啡类和异喹啉类，前者为天然的阿片生物碱（如吗啡、可待因），后者主要是罂粟碱，不作用于阿片受体，有平滑肌松弛作用。

2. **按来源分类** 可分为天然阿片类、半合成衍生物和人工合成类。天然阿片类包括吗啡、可待因、罂粟碱等。半合成衍生物，包括羟考酮、氢吗啡酮、羟吗啡酮、丁丙诺啡和纳布啡等。人工合成类药物又分4类：①苯哌啶类，如哌替啶、芬太尼等；②吗啡烷类，如左啡诺等；③苯并吗啡烷类，如喷他佐辛等；④二苯甲烷类，如美沙酮、右丙氧芬等。

3. **按受体类型分类** 可分为μ、κ、δ受体激动剂。

其中 μ 受体与镇痛关系最密切,并与呼吸抑制、欣快、成瘾有关,可分成 μ_1 与 μ_2 两个亚型,广泛分布于中枢神经,尤其是边缘系统、纹状体、下丘脑、中脑水管周围灰质区等。κ 受体主要存在于脊髓和大脑皮质。目前还没有选择性 μ_1 受体激动剂。吗啡、芬太尼类、羟考酮、氢吗啡酮和美沙酮等,均为强效 μ 受体激动剂。吗啡和氢吗啡酮几乎不激动 κ 受体,对 δ 受体激动作用较弱;芬太尼对 κ 和 δ 受体均有弱的激动作用;羟考酮对 κ 受体有较强的激动作用,对 δ 受体几乎无激动作用;美沙酮对 δ 受体有强的激动作用,对 κ 受体激动作用弱,此外对 NMDA 受体亦有较强的拮抗作用。

4. 按药理作用分类 μ 受体的激动与阿片类药物的镇痛作用密切相关,按照其对 μ 受体的不同作用,可分为激动剂、激动 - 拮抗剂、部分激动剂和拮抗剂(表 5-3)。阿片受体激动剂包括:天然阿片类药物,如可待因、吗啡;半合成阿片类药物,如羟考酮、氢吗啡酮;人工合成镇痛药,如哌替啶、美沙酮、芬太尼类等。阿片受体激动 - 拮抗剂,如喷他佐辛、地佐辛、布托啡诺、纳布啡等,此类药物在 μ 受体激动剂存在时,可降低后者的镇痛效果,和 / 或诱发出现戒断症状,因此不适合用于癌痛的治疗。阿片受体部分激动剂,如丁丙诺啡,与 μ、κ 受体识别部位和亲和力基本相当,与 δ 亲和力相对较低,仅为 μ 受体亲和力的 1/20~1/4。丁丙诺啡对 μ 受体有较高的内在活性,与受体结合率高,结合与分离均较慢,故作用时间长达 6~8 小时,拮抗其作用所需的纳洛酮剂量也比较大。丁丙诺啡在化学结构上保留了与吗啡一样的氢化吡啶菲的稠环母核和与镇痛关系密切的 3 位酚羟基,所以具有较强的镇痛作用。小剂量丁丙诺啡以激动作用为主,大剂量时以拮抗作用为主。皮下用药剂量小于 1mg 时有很强的镇痛作用;剂量大于 1mg 镇痛作用减弱,拮抗作用为主,故量效关系呈 U 型。因为该药具有激动拮抗双重作用,成瘾性低,已被用于吗啡等的替代维持治疗。阿片受体拮抗剂,包括纳洛酮、纳曲酮、溴甲纳曲酮等,主要用于缓解阿片类药物过量时出现的严重呼吸抑制。

表 5-3 阿片受体激动剂、激动 - 拮抗剂、部分激动剂和拮抗剂

受体	作用	代表药物
激动剂	μ 受体激动	吗啡、羟考酮、芬太尼、舒芬太尼、氢吗啡酮
激动 - 拮抗剂	小剂量时激动 μ 受体,大剂量时拮抗 μ 受体,同时兴奋 κ 受体(不适合癌痛的治疗)	布托啡诺、地佐辛、喷他佐辛、纳布啡
部分激动剂	与 μ、κ 受体识别部位和亲和力基本相当,与 δ 亲和力相对较低,仅为 μ 受体亲和力的 1/20~1/4。	丁丙诺啡
拮抗剂	与受体亲和力高,对四种阿片受体均有拮抗作用,对 μ 受体的拮抗作用是 δ 受体的 2 倍,是 κ 受体的 15 倍	纳洛酮、纳曲酮、溴甲纳曲酮

5. 按镇痛强度分类 可分为弱阿片类药物和强阿片类药物。弱阿片类药物用于轻至中度癌痛的治

疗,如可待因、曲马多等;强阿片类药物用于中重度癌痛的治疗,如吗啡、羟考酮、芬太尼、氢吗啡酮和美沙酮等。

三、作用特点及用法

全身给予阿片类药物须经血液循环透过血脑屏障进入中枢神经系统与阿片受体结合后才能发挥镇痛作用,因此阿片类药物的镇痛效应不仅与药物剂量、强度相关,还取决于药物分子量、离子化程度、脂溶性、蛋白结合力、分布容积以及代谢和清除等(表5-4)。脂溶性(辛醇/水比率)越高,分子量越小,非离子化药物的比率越高,进入中枢神经系统的药物也越多,起效就越快。而被蛋白结合的药物不能弥散透过血脑屏障,因此蛋白结合率高,意味着血中游离的药物少,但可用作补偿血浓度降低的"储备量"也相对多。阿片类药物的作用时间还取决于药物的分布和代谢,与分布容积和清除率相关。分布容积大,消除半衰期延长;清除率增加,则消除半衰期缩短。如芬太尼脂溶性高,分布容积大,尽管清除率高,半衰期仍长。阿片类药物主要在肝代谢,其活性代谢产物亦可加剧不良反应,因此药物的相互作用也更加复杂(表5-4)。

不同的阿片类药物之间,同一种阿片类药物不同的给药途径存在相对固定的等效关系。表5-5罗列了常用阿片类药物及其不同给药途径等效比(口服吗啡:阿片类药物)和不同药物、不同给药途径的药物作用特征[13]。

表 5-4 常用阿片类药物的特性及代谢

药物名称	生物利用度 /%	血浆白蛋白结合率 /%	辛醇/水比率[14] /%(pH7.4)	表观分布容积 /（L/kg）	代谢途径（代谢酶）[15]	代谢产物
可待因	40~70	25	N/A	N/A	CYP2D6 CYP3A4	吗啡（15%） 去甲可待因
曲马多	单次给药 70 多次给药 90~100	20	1.35	N/A	CYP2D6	N- 去甲基曲马多 O- 去甲基曲马多 羟化曲马多
吗啡	口服 <40 皮下、静脉接近 100	30~40	1.42	1.0~4.7	UGT2B7	M3G M6G（10%） 去甲基吗啡
羟考酮	口服 60~87	45	N/A	2.6	CYP3A4 CYP2D6 CYP3A4N UGT2B7	去甲羟考酮 羟吗啡酮（<4%） 去甲羟吗啡酮 6α 和 6β- 羟吗啡

续表

药物名称	生物利用度/%	血浆白蛋白结合率/%	辛醇/水比率[14]/%(pH7.4)	表观分布容积/(L/kg)	代谢途径(代谢酶)[15]	代谢产物
氢吗啡酮	皮下∶静脉=78	8~19	11.36	4	UGT2B7	H3G(95%) 双氢异吗啡-3-糖苷酸
美沙酮[16]	口服61~94	90	116	4.1	CYP3A4 CYP2B6 CYP2D6 CYP2C8 CYP2C19 CYP2D6 CYP2C9	美沙醇 去甲基美沙醇 (CYP3A4、CYP2B6 为主要代谢酶)
芬太尼贴剂	N/A	84	813	N/A	CYP3A4	去甲芬太尼

注：CYP为细胞色素P450；UGT为尿苷二磷酸葡糖醛酸转移酶；M6G为吗啡-6-葡糖苷酸；M3G为吗啡-3-葡糖苷酸；H3G为羟吗啡酮-3-葡糖苷酸。

表 5-5 常用阿片类药物的等效比及部分药代动力学参数

药物名称	给药途径	等效比口服吗啡：阿片类药物	峰效应时间 /min	消除半衰期 /h
可待因	PO	3：20	60~120	2.5~4
曲马多	PO（IR）	1：10	60~90	6.1~7.2
	PO（SR）	1：10	60~120	
	IV	3：10	60	
吗啡	PO（IR）	1：1	45~60	2~4
	PO（SR）	1：1	120~180	3.5~5
	IV	2~3：1	10~20	1.7~3
	SC	2~3：1		
羟考酮	PO（IR）	1.5~2：1	30~60	3
	PO（SR）	1.5~2：1	90~120	4.5~5.1
	IV	3~4：1	10~20	3.2
氢吗啡酮	IV	20：1	8~20	2.6
美沙酮	PO	随口服吗啡剂量变化	N/A	8~59
芬太尼	TTS*	N/A	24~36h	16~25

注：PO 为口服；IV 为静脉；SC 为皮下；TTS 为经皮肤给药系统；IR 为即释；SR 为缓释。

（李国辉）

第三节 辅助镇痛药

辅助镇痛药是指其适应证并不是癌痛，但当其与阿片类药物一同用于癌痛患者的治疗时，却有可能增强阿片类药物镇痛效果,或直接产生镇痛作用的一类药物,如抗惊厥药、抗抑郁药、局部用药、糖皮质激素等[1]。根据 WHO《癌症三阶梯止痛指导原则》,辅助药物可以用于癌痛治疗的任何一个阶梯,应用这些不同种类的药物可以减少阿片类药物的药量,减轻其不良反应,常用于辅助治疗与癌症相关的骨痛、神经病理性疼痛和内脏痛等。抗惊厥药、抗抑郁药是治疗癌症相关性神经病理性疼痛的一线辅助镇痛药。

一、抗惊厥药

对撕裂痛、放电样痛、烧灼痛以及痛觉异常和痛觉过敏等有良好疗效。常用药物有加巴喷丁、普瑞巴林、卡马西平和奥卡西平等[3]。

1. 作用机制及分类

(1)电压依赖型钠离子通道(VDSC)阻滞剂:如卡马西平、奥卡西平,其镇痛机制可能与其降低神经细胞膜对 Na^+ 的通透性,降低神经元的兴奋性和延长不应期,增强 GABA 能神经元的突触传递功能有关。此外还可阻滞 Ca^{2+} 通道,通过调节 Na^+,K^+-ATP 酶活性而发挥作用[17]。

(2)电压依赖型钙离子通道(VDCC)阻滞剂:如加巴喷丁、普瑞巴林,其镇痛机制包括两个方面:①调控上行传导通路,与 VDCCα2-δ 亚基结合,调控突触前膜电压门控钙离子通道的开放,减少钙离子内流和兴奋性神经递质的释放,降低神经元兴奋性;②调控下行抑制通路,与 α2-δ 亚基结合,抑制 GABA 能神经元(抑制性中间神经元)的活性,减弱其对下行通路中去甲肾上腺素的作用,从而增强下行抑制作用。

2. 作用特点及用法　小剂量开始,逐渐加量,直至出现镇痛效果或不能耐受的不良反应。当使用一种抗惊厥药治疗无效时,可尝试换用另一种抗惊厥药。

加巴喷丁、普瑞巴林是治疗神经病理性疼痛的一线药物,也是癌症相关的神经病理性疼痛的一线辅助药物。卡马西平是三叉神经痛的首选药物,但在癌痛患者中的应用较少。丙戊酸盐、苯妥英、拉莫三嗪以及奥卡西平在癌痛中的应用经验有限。表 5-6 主要列出了常用抗惊厥药用于成人癌痛治疗中的用法[17]。

二、抗抑郁药

对癌痛时中枢性或外周神经敏化导致的麻痛、灼痛和感觉异常等有良好疗效。此类药物也可以改善心情和睡眠,因此是伴有显著抑郁心境时的神经病理性疼痛的优选药物。常用药物有阿米替林、度洛西汀、文拉法辛等。

1. 作用机制及分类

(1) 三环类抗抑郁药(TCAs):TCAs 可以抑制突触前膜对去甲肾上腺素(NE)和 5- 羟色胺(5-HT)的再摄取,增加突触间隙 NE 和/或 5-HT 水平,延长 NE 和 5-HT 作用于相应受体的时间而发挥作用。还可拮抗 M 胆碱受体、α 肾上腺素受体和组胺受体而引起相应副作用[18]。

TCAs 包括叔胺类药物(如阿米替林、丙米嗪)和仲胺类药物(如去甲替林和地昔帕明)。叔胺类药物较仲胺类药物对疼痛更为有效,但仲胺类药物不良反应更小,耐受性更佳。

(2) 选择性 5- 羟色胺再摄取抑制剂(SSRIs):SSRIs 通过选择性地抑制 5-HT 转运体,拮抗突触前膜对 5-HT 的再摄取而发挥作用;不具有抗胆碱、抗组胺以及拮抗

表 5-6 常用抗癫痫药的用法

中文药名	英文药名	峰时间 /h	半衰期 /h	常用剂量（口服）	每天最大限量 /mg
加巴喷丁	gabapentin	2~3	5~7	第 1 天 300mg 睡前服；第 2 天 600mg，分 2 次服；第 3 天 900mg，分 3 次服。每天最大剂量 3 600mg	3 600
普瑞巴林	pregabalin	1	6.3	起始剂量为每次 75mg，每天 2 次；可在 1 周内根据疗效及耐受性增加至每次 150mg，每天 2 次	600
卡马西平	carbamazepine	4~8	25~65	开始每次 100mg，每天 2 次；以后每天 3 次	1 200
奥卡西平	oxcarbazepine	5	2	起始剂量为 300mg/d，以后可逐渐增量至 600~2 400mg/d	2 400

α肾上腺素受体的功能。此类药物包括氟西汀、帕罗西汀、西酞普兰、舍曲林。尽管抗抑郁作用强,但镇痛作用弱或无镇痛作用,主要用于抗抑郁治疗。适用于虚弱的老年患者,及不能耐受三环类药物不良反应、抑郁表现突出的癌痛患者。

(3)5-羟色胺/去甲肾上腺素再摄取抑制剂(SNRIs):SNRIs可同时抑制5-HT及NE再摄取。包括度洛西汀、文拉法辛和地文拉法辛等。SNRIs与TCAs一样镇痛作用确切,其中度洛西汀的临床证据最多。

(4)其他抗抑郁药:如安非他酮,为多巴胺和NE再摄取抑制剂,其特征是具有激起对刺激的反应的倾向,如果癌症疼痛合并乏力或嗜睡,有时可早期考虑尝试使用安非他酮,即使有证据表明其镇痛有效性微弱。

2. 作用特点及用法 抗抑郁药的镇痛效果与其抗抑郁作用无直接相关性,发挥镇痛作用所需的药物剂量常低于抗抑郁所需的剂量,且起效更早(镇痛作用的产生一般需要3~7天,抗抑郁作用起效需14~21天)。常作为一线辅助镇痛药与阿片类药物联合治疗与癌症相关的神经病理性疼痛。治疗剂量应从小剂量开始,镇痛作用可能发生在任何特定剂量,未出现满意的疼痛缓解或者可耐受副作用时,可每隔3~5天增加一次剂量。表5-7列出了常用抗抑郁药用于癌痛治疗的用法[17]。

表 5-7　常用抗抑郁药的用法

中文药名	英文药名	峰时间/h	半衰期/h	常用剂量（口服）	每天最大限量/mg
阿米替林	amitriptyline	8~12	32~40	每次25mg，每天2~4次，逐渐增加剂量	300
丙米嗪	imipramine	—	9~24	成人每次12.5~25mg，每天3次，逐渐增加剂量	200~300
氟西汀	fluoxetine	4~8	24~96	初始剂量20mg/d，若效果不佳，可考虑增加剂量，每天可增加20mg	80
帕罗西汀	paroxetine	5.2	24	初始剂量20mg/d，早餐时顿服	50
舍曲林	sertraline	6~8	22~35	初始剂量50mg/d，与食物同服，早晚均可	200
西酞普兰	citalopram	2~4	35	初始剂量20mg/d，晨起或晚间顿服	60
文拉法辛	venlafaxine	5.5	5	初始剂量75mg/d，分2~3次服用，可与食物同服。需要时可逐渐增量至250mg/d，重症可至350mg/d	350
度洛西汀	duloxetine	6	12	初始剂量30mg/d，可增至60mg/d	60

三、双膦酸盐和地舒单抗

1. 作用机制及分类

（1）双膦酸盐类：双膦酸盐类药物缓解疼痛的机制可能是直接抑制了破骨细胞活性，刺激成骨细胞产生了破骨细胞抑制因子及诱导了破骨细胞的凋亡，在减少骨破坏的同时，阻断了肿瘤对外周伤害性感受器的激活。因此，对于有转移性骨病的患者，双膦酸盐可预防骨相关事件（包括骨折）的发生，还可能减轻疼痛并改善生活质量。

双膦酸盐类药物按药效学分为三代，第一代为不含氮的双膦酸盐，包括依替膦酸二钠和氯屈膦酸二钠；第二代为含氮双膦酸盐，包括帕米膦酸二钠、阿仑膦酸钠；第三代为异环型含氮双膦酸盐，包括伊班膦酸钠、利塞膦酸钠、唑来膦酸等。

（2）地舒单抗：地舒单抗是一种针对 RANKL 的单克隆抗体。RANKL 是破骨细胞形成和激活途径中的一个关键成分，通过靶向作用于 RANKL 可抑制骨质吸收。

2. 作用特点及用法 不同双膦酸盐类药物的结构相似，但相互之间的效价和毒性存在很大差异。这类药物通常口服吸收率很低，被吸收的双膦酸盐类药物中，约 70% 会经肾清除，余下的 30% 则会被骨摄取，在骨组织中的半衰期远长于血浆半衰期。

不同双膦酸盐类药物用药方式及用法不同，应根据患者肾功能调整双膦酸盐类药物的剂量。常用双膦酸盐类药物及地舒单抗的用法见表 5-8。

表 5-8 常用双膦酸盐类药物及地舒单抗用法

中文药名	英文药名	给药途径	常用剂量	使用周期
氯屈膦酸二钠	disodium clodronate	口服	每次 1 600mg	每天 1 次
帕米膦酸二钠	pamidronate disodium	静脉滴注	每次 30~90mg,静脉缓慢滴注 4 小时以上	每 3~4 周 1 次
唑来膦酸	zoledronic acid	静脉滴注	每次 4mg,滴注时间不小于 15 分钟	每 3~4 周 1 次
伊班膦酸钠	ibandronate monosodium	静脉滴注	单次剂量 4mg,滴注时间不小于 2 小时	每 3~4 周 1 次
利塞膦酸钠	risedronate sodium	口服	每次 5mg	每天 1 次
地舒单抗	denosumab	皮下注射	每次 120mg	每 4 周 1 次

四、糖皮质激素

糖皮质激素可对多种类型的疼痛发挥有益作用[3],包括神经病理性疼痛、骨痛、与被膜扩张及管道梗阻有关的疼痛、肠梗阻所致疼痛、淋巴水肿所致疼痛以及颅内压增高所致头痛。在姑息性治疗中,糖皮质激素亦可用于缓解诸如恶心、乏力、厌食及不适等症状,提高癌症患者的整体生存质量。

1. 作用机制 糖皮质激素具有强大的抗炎作用,可减轻肿瘤周围的炎症和水肿,缓解神经及其他内脏和组织所受到的压力及牵张力而减轻疼痛。通常对疼痛的缓解迅速而显著,但往往需不间断地用药才能维持疗效。多用于神经或骨受侵犯时疼痛危象的急诊处理,如颅内压增高以及脊髓受压迫引起的急性加剧的癌痛。

2. 常用药物　地塞米松、泼尼松和甲泼尼龙均可用于治疗癌症相关性疼痛。地塞米松在癌痛治疗中较常使用,其半衰期长且盐皮质激素样作用弱,可通过口服或胃肠外给药,最佳剂量尚不明确。用于硬膜外脊髓压迫症(包括马尾综合征)时,可短疗程、大剂量使用,静脉给予 50~100mg 负荷剂量的地塞米松后,每次口服 12~24mg,每天 4 次,在 1~3 周内逐渐减量至停药,并同时使用其他干预措施(如放射治疗或疼痛介入治疗)治疗疼痛[19]。激素类药物短期使用可造成血糖异常,严重不良反应一般只发生于长期应用时,需注意监测。

五、局部用药

局部疗法有可能使镇痛药直接释放至根据推测引起持续疼痛的部位。相对于全身给药,不良反应更少,在癌痛治疗中可用于治疗外周局部痛觉异常或痛觉敏化,作为阿片类药物、抗抑郁药和 / 或抗惊厥药联合使用的补充。

1. 利多卡因　对于疼痛,应用最广泛的局部镇痛疗法包括局部麻醉药。5% 利多卡因透皮贴剂可用于治疗局灶性或区域性疼痛。该药的使用方法为贴于患处,全身吸收极少。最常报道的不良事件是贴剂使用部位的轻度至中度皮肤刺激,可能与其中的赋形剂有关。

2. 辣椒碱　辣椒碱是红辣椒的天然成分,可使传入性 C 纤维末梢的 P 物质耗竭。局部使用辣椒碱乳膏或透皮贴剂在有多种类型神经病理性疼痛及关节痛患者的对照试验中显示镇痛作用。主要不良反应为用药部位的短暂性烧灼感。该药物需要一日涂敷 3~4 次，持续至少 1 周方可确定是否有益处。

3. α₂肾上腺素受体激动剂　对于多种类型的疼痛可提供镇痛作用。虽然机制不明，但据推测其镇痛作用与脊髓和脑内的单胺依赖性内源性疼痛调节通路的活性提高有关。如可乐定椎管内给药对于癌症疼痛患者具有镇痛作用，并且对神经病理性疼痛比对伤害感受性疼痛更有效。α₂肾上腺素受体激动剂可引起嗜睡与口干，并可能导致低血压（通常为直立性低血压），应注意监测。

（黄红兵　张艳华）

参 考 文 献

［1］National Comprehensive Cancer Network. NCCN clinical practice guidelines in oncology：adult cancer pain（Version 2019）.［2019-5-7］. www.nccn.org.

［2］VANE J R，BOTTING R M. The mode of action of anti-inflammatory drugs. Postgrad Med J，1990，66 Suppl 4：S2-S17.

［3］徐建国 . 疼痛药物治疗学 . 北京：人民卫生出版社，2007.

［4］ARONOFF D M，OATES J A，BOUTAUD O. New insights into the mechanism of action of acetaminophen：its clinical pharmacologic characteristics reflect its inhibition of the two prostaglandin H2 synthases. Clin Pharmacol Ther，2006，79（1）：9-19.

［5］HÖGESTÄTT E D，JÖNSSON B A，ERMUND A，et al.

Conversion of acetaminophen to the bioactive N-acylphenolamine AM404 via fatty acid amide hydrolase-dependent arachidonic acid conjugation in the nervous system. J Biol Chem, 2005, 280 (36): 31405-31412.

［6］OTTANI A, LEONE S, SANDRINI M, et al. The analgesic activity of paracetamol is prevented by the blockade of cannabinoid CBI receptors. Eur J Pharmacol, 2006, 531(1/2/3): 280-281.

［7］UMATHE S N, MANNA S S, UTTURWAR K S, et al. Endocannabinoids mediate anxiolytic-like effect of acetami-nophen via CB1 receptors. Prog Neuropsychopharmacol Biol Psychiatry, 2009, 33(7): 1191-1199.

［8］MITKA M. FDA asks physicians to stop prescribing high-dose acetaminophen products. JAMA, 2014, 311(6): 563.

［9］National Comprehensive Cancer Network. NCCN clinical practice guidelines in oncology: pediatric cancer pain (Version 1. 2016). [2019-5-7]. www.nccn.org.

［10］国家药典委员会.中华人民共和国药典临床用药须知.2015年版.北京:中国医药科技出版社,2017.

［11］中华人民共和国国家卫生健康委员会.癌症疼痛诊疗规范(2018年版).临床肿瘤学杂志,2018,23(10):937-944.

［12］TRANG T, ALHASANI R, SALVEMINI D, et al. Pain and poppies: The good, the bad, and the ugly of opioid analgesics. J Neurosci, 2015, 35(41): 13879-13888.

［13］CARACENI A, HANKS G, KAASA S, et al. Use of opioid analgesics in the treatment of cancer pain: evidence-based recommendations from the EAPC. Lancet Oncol, 2012, 13 (2): e58-e68.

［14］STAATS P S. Neuraxial infusion for pain control: when, why, and what to do after the implant. Oncology (Williston Park), 1999, 13(5 Suppl 2): 58-62.

［15］SMITH H S. Opioid metabolism. Mayo Clin Proc, 2009, 84

（7）:613-624.

［16］LEPPERT W. The role of methadone in cancer pain treatment-
-a review. Int J Clin Pract,2009,63(7):1095-1109.

［17］Hardman J G,Limbird L E.古德曼·吉尔曼治疗学的药理学
基础.10版.金有豫,译.北京:人民卫生出版社,2003.

［18］Tollison C D,Sattaerthwaite J S,Tollison J W.临床疼痛学.
3版.宋文阁,傅志俭,译.济南:山东科学技术出版社,
2004.

［19］PATRICK D L,CLEELAND C S,VON MOOS R,et al. Pain
outcomes in patients with bone metastases from advanced
cancer:assessment and management with bone-targeting
agents. Support Care Cancer,2015,23(4):1157-1168.

第六章

非甾体抗炎药的合理使用

非甾体抗炎药(NSAIDs)是临床常用的治疗癌痛的一阶梯药物,应遵守临床使用原则。

一、一般原则

1. 对乙酰氨基酚用于肝功能正常的癌痛患者应严格限制每日剂量(单独使用每日剂量≤2g,复合制剂≤1.5g);谨慎用于中度以上肝功能不全(Child分级B、C级)的癌痛患者。

2. 癌痛患者使用NSAIDs前应进行胃肠道和心血管相关不良反应的风险评估(表6-1)[1,2]。

表6-1 NSAIDs消化道和心血管不良反应的风险因素

胃肠道出血的风险因素:

年龄≥65岁

消化道溃疡病史

上消化道出血病史

严重并存的疾病

伴随幽门螺杆菌感染

合用糖皮质激素或5-羟色胺再摄取抑制剂

合用抗血小板药(阿司匹林、氯吡格雷)和其他抗凝剂

高剂量非甾体抗炎药的使用

吸烟

酒精摄入

续表

心血管事件的风险因素：
不稳定型心绞痛
心肌梗死
近期冠状动脉旁路移植术
近期心血管支架的植入
高剂量非甾体抗炎药的使用
高血压
心力衰竭

3. 在最短的时间内使用最低有效剂量的非甾体抗炎药。NSAIDs 均存在天花板效应，即达最大效应后再增加剂量，效应不增加而不良反应增加。

4. 伴有急性或慢性肾功能不全的癌痛患者禁用非甾体抗炎药（除小剂量阿司匹林用于心血管病的适应证），尿毒症透析患者除外。

5. 一种 NSAIDs 无效时，使用另外一种 NSAIDs 可能有效；不推荐同时使用两种 NSAIDs 治疗癌痛；如果连续使用两种 NSAIDs 都无效，则换用其他镇痛方法。

6. 避免糖皮质激素及其他抗血小板药物联合治疗。

二、非甾体抗炎药的合理应用概述

1. 非甾体抗炎药（NSAIDs）可单独使用，也可联合二阶梯或三阶梯镇痛药治疗癌痛。

2. 基于胃肠道风险因素考虑癌痛患者 NSAIDs 的合理应用。

（1）无胃肠道风险因素的癌痛患者，可单独使用选择性和特异性 COX-2 抑制剂（标准剂量），或非选择性 COX 抑制剂 + 质子泵抑制剂或胃黏膜保护剂治疗

（如质子泵抑制剂、米索前列醇）。

（2）具有一种或两种胃肠道风险因素的癌痛患者，建议使用选择性和特异性 COX-2 抑制剂 + 质子泵抑制剂或胃黏膜保护剂治疗。

（3）有溃疡出血史的癌痛患者，建议使用特异性 COX-2 抑制剂 + 质子泵抑制剂或胃黏膜保护剂治疗，避免非选择性 COX 抑制剂（如双氯芬酸钠）。

3. 基于以前的心血管事件或心血管事件风险（低剂量阿司匹林治疗）考虑癌痛患者 NSAIDs 的合理应用。

（1）无胃肠道高风险因素的癌痛患者，建议使用非选择性 COX 抑制剂（如双氯芬酸钠）+ 质子泵抑制剂或胃黏膜保护剂治疗；阿司匹林和双氯芬酸钠应该在不同的时间使用，以减轻（但不完全避免）干扰阿司匹林的抗血小板作用。

（2）存在胃肠道高风险（溃疡出血史）的癌痛患者，应避免使用 NSAIDs（包括非选择性和中等或高度选择性 COX 抑制剂）。

4. 具有 NSAIDs 使用禁忌证的患者，直接选择阿片类镇痛药。

5. NSAIDs 使用时，应注意与其他药物的相互作用，如 β 受体拮抗剂阿替洛尔与 NSAIDs 合用时可降低 NSAIDs 的药效；应用抗凝剂时，应避免同时服用乙酰水杨酸类 NSAIDs；NSAIDs 与洋地黄合用时，应注意防止洋地黄中毒。

6. 服用 NSAIDs 时，需定期监测血压、尿素氮、肌酐、血常规和便潜血等。

三、非甾体抗炎药的不良反应及处理

NSAIDs 的不良反应主要包括消化道不良反应、肝

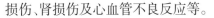

损伤、肾损伤及心血管不良反应等。

1. 消化道不良反应及处理　在 NSAIDs 导致的不良反应中,消化道不良反应的发生率最高,为 30%~50%[3]。几乎所有 NSAIDs 均会导致消化道不良反应,主要包括胃肠功能紊乱、恶心、呕吐、腹痛、食管炎、结肠炎、胃及十二指肠溃疡出血,严重者可并发出血和穿孔。其中布洛芬具有相对较好的消化道安全性。长期使用布洛芬的患者中约 16% 会出现消化道不良反应,但多数机体可耐受,主要表现为上腹部不适、恶心、呕吐、腹胀、腹痛、腹泻等。只有极少数患者(<1%)会出现消化道出血等严重的不良反应,其发生率低于阿司匹林和吲哚美辛。作为选择性抑制 COX-2 的 NSAIDs,尼美舒利较美洛昔康、双氯芬酸、布洛芬具有更好的胃肠道安全性,尤其是在短期治疗中[4]。常见的临床症状有轻微、短暂的胃灼热、恶心、胃痛等,一般不需中断治疗。严重者会出现消化道出血的症状。吡罗昔康的胃肠道安全性较差,其不良反应发生率高于其他非昔康类 NSAIDs[5],临床表现为胃部不适、恶心、呕吐、腹泻或便秘等,但停药后可消失,也可见消化性溃疡和出血。对乙酰氨基酚的消化道不良反应较少,偶见恶心、呕吐、腹痛、胃功能紊乱等,短期用药导致的消化道出血较为少见。另外,老年人因为血管弹性不良、血管硬化,更容易导致消化道出血等严重的不良反应。老年人的用药剂量和时间需慎重[6]。

为减少用药期间的消化道不良反应,用药时间应尽量选择在餐后 0.5 小时后,避免空腹服药或联合抗酸药协同用药[7]。服药期间若出现消化道不良反应,应及时服用胃黏膜保护药物或抗酸类药物。若出现消化道出血等严重消化道不良反应,应立即停药。

2. 肝功能损害表现及处理

（1）肝功能损害是对乙酰氨基酚的主要不良反应之一，必须给予高度重视。对乙酰氨基酚剂量越大、疗程越长则造成的肝损害越严重。过量或长期服用对乙酰氨基酚可导致肝功能异常、肝功能异常加速、淤胆型肝炎，严重者可致肝性脑病甚至死亡。患者在服用对乙酰氨基酚过程中一旦出现恶心、厌食、腹部肝区不适甚至眼结膜黄染，应考虑肝损害的发生，此时应立即停药治疗，及时静脉应用乙酰半胱氨酸或腺苷甲硫氨酸，这两种是目前治疗对乙酰氨基酚过量特异性较强的药物。对于一次性大剂量服用对乙酰氨基酚的急性中毒患者，应立即洗胃并采用血液灌流。此外，乙醇也是造成对乙酰氨基酚肝损伤的主要风险因素之一。小剂量对乙酰氨基酚在乙醇作用下也会导致肝损伤。多数对乙酰氨基酚导致的药物性肝炎患者在服用对乙酰氨基酚期间同时饮酒。患者的既往饮酒史会提高对乙酰氨基酚的敏感性。为避免肝损伤，对乙酰氨基酚用药期间应禁止饮酒。

（2）大多数 NSAIDs 均可导致肝损害，临床表现为从轻度的肝酶升高到黄疸、药物性肝炎、急性重型肝炎、肝衰竭等。在 NSAIDs 中，保泰松、双氯芬酸、舒林酸的肝毒性最大。在治疗剂量下，NSAIDs 可导致10% 的患者肝出现轻度受损的生化异常，但谷丙转氨酶（ALT）升高的发生率低于 2%，且停药后均可恢复正常[8]。用药期间应定期监测肝功能，如出现异常，应立即停药并进行保肝治疗。阿司匹林造成的肝损伤为非急性损伤，临床上普遍采用的处理方法为停用阿司匹林后给予维生素 C、氨基酸补液和肌苷等，同时口服泼尼松，症状一般在 1 周后就会消失[9]。尼美舒利导致的肝损伤发生率低,潜伏期长,其发生常不可预测,但多数肝不良反应轻微,因肝损伤而入院的多数患者经治疗后肝功能可恢复正常。尼美舒利导致的多数肝不良反应出现在已服用肝毒性药物或肝疾病患者及儿童与老年患者中[10]。尼美舒利导致的严重肝不良反应包括肝衰竭、药物性肝炎、急性重型肝炎、肝损害合并腹水等。一旦出现严重肝损伤,应立即停药并进行保肝治疗。

3. 肾功能损害表现及处理　NSAIDs 引起的肾损害表现为水钠潴留、高钾血症、急性肾功能不全、急性肾衰竭、镇痛药性肾病等。因此,用药期间应定期监测肾功能。年龄 >60 岁、体液失衡、多发性骨髓瘤、糖尿病、间质性肾炎、肾乳头坏死、同时使用其他肾毒性药物和经肾代谢的化疗药物是肾疾病高发人群。所有 NSAIDs 均可导致水、电解质改变,发生亚临床型或轻度钠潴留、水肿,其通常发生在给药 1 周后。由 NSAIDs 导致的远端水肿发生率为 3%~5%[11],尼美舒利、塞来昔布、双氯芬酸均可导致下肢、脸颊、眼睑水肿,停药后即可逐渐恢复正常[12]。NSAIDs 所致肾衰竭占所有肾衰竭患者的 6%,占药物引起急性肾衰竭的 16% 和所有急性肾衰竭的 3%,终末肾衰竭的 30%[13]。吲哚美辛是最易导致急性肾衰竭的 NSAIDs。此外,布洛芬、吡罗昔康、双氯芬酸钠、萘普生也可导致急性肾衰竭[11]。出现急性肾衰竭的患者应立即停药,并进行血液净化等治疗。非诺洛芬、布洛芬及萘普生可导致肾病综合征[13],此时应立即停药并给予糖皮质激素治疗。

4. 心血管不良反应的表现及处理　临床研究表明,昔布类药物会导致心肌梗死、缺血性脑血管病等心血管事件发生概率增加,目前临床使用的帕瑞昔布、塞来昔布和依托考昔均可提高重大心血管事件的发生率。长期应用萘普生也会引起心血管事件发生率升高。

（1）选择性抑制 COX-2 的 NSAIDs 可导致血栓事件的发生率升高。尼美舒利可导致轻度的血压变化，但是其导致的包括心肌梗死、充血性心力衰竭在内的严重心血管反应较为少见。长期大剂量服用 NSAIDs 可显著增加重大心血管事件的风险[14]。布洛芬每日剂量≥2 400mg 时，提高了严重心脏病的风险性[15]。吡罗昔康的使用与包括心血管血栓在内的血栓事件风险小幅升高有关[16]。

（2）对乙酰氨基酚可升高冠心病患者的血压，长期大剂量服用可能会对心血管系统造成损害，临床表现有潮红、心动过速、心悸等。此外，对乙酰氨基酚也可能增加重大心血管事件发生的风险[14]。

5. 其他不良反应及处理

（1）NSAIDs 和对乙酰氨基酚可对血液系统造成损害。几乎所有 NSAIDs 和对乙酰氨基酚可致再生障碍性贫血及粒细胞减少。保泰松、吲哚美辛及双氯芬酸导致再生障碍性贫血的危险度分别为 8.7、12.7 和 8.8[17]。发生上述情况时应立即停药，停药后一般会自行消失。布洛芬和对乙酰氨基酚还可导致血小板减少、溶血性贫血。吲哚美辛也偶尔导致血小板减少性紫癜。

（2）NSAIDs 和对乙酰氨基酚也可致变态反应，表现为皮疹、荨麻疹、剥脱性皮炎、瘙痒、血管神经性水肿、过敏反应及哮喘等。吡罗昔康及对乙酰氨基酚还会导致中毒性表皮坏死松解症[18,19]及史-约综合征[19]。吡罗昔康的严重皮肤反应发生率高于其他非昔康类药物，一旦出现过敏反应，应立即停药。当患者服用 NSAIDs后，若出现排汗明显增多，应及时补液，防止因循环血量不足导致休克。一旦出现休克要立即停药并及时进行抗休克治疗,同时要监测患者血压。若补液后血压仍不能回升,应适当应用升压药[20]。一旦出现阿司匹林哮喘,应立即给予高流量吸氧。对乙酰氨基酚可加重阿司匹林过敏患者的支气管痉挛,严重者可抑制呼吸中枢。当出现呼吸抑制时,应给予人工呼吸或气管插管并静脉注射二羟丙茶碱注射液、氢化可的松以及氨茶碱,患者症状可在约 1 小时后得到有效缓解。尼美舒利在其他 NSAIDs 假变态反应和阿司匹林敏感的哮喘患者中耐受性好。

（3）多数 NSAIDs 可引起头痛、头晕、乏力、耳鸣、视神经炎等中枢神经系统疾病。阿司匹林偶见可逆性耳聋、酸碱平衡失调、精神错乱、惊厥甚至昏迷等严重中枢神经不良反应[21]。吲哚美辛也会引起包括抑郁、嗜睡、精神错乱、幻觉、人格分裂、癫痫发作、晕厥等中枢系统的不良反应。对乙酰氨基酚也会导致精神异常、低血糖昏迷等。布洛芬偶见视物模糊、中毒性弱视及脑膜炎。出现严重中枢神经系统不良反应时应立即停药,加服或静脉滴注碳酸氢钠,碱化尿液以加速药物排泄,一般 2~3 天后恢复正常。对于严重患者,可进行催吐、洗胃并及时补液。

（崔同建）

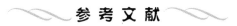

参 考 文 献

[1] BRUNE K,PATRIGNANI P. New insights into the use of currently available non-steroidal anti-inflammatory drugs. J Pain Res,2015,8:105-118.

［2］GORCZYCA P，MANNIELLO M. NSAIDs：balancing the risks and benefits. US Pharm，2016，41（3）：24-26.

［3］吴仲明.警惕非甾体类抗炎药物引起的肾损害.中国临床医生杂志，2007，35（8）：65-67.

［4］BJARNASON I，THJODLEIFSSON B. Gastrointestinal toxicity of non-steroidal anti-inflammatory drugs：the effect of nimesulide compared with naproxen on the human gastrointestinal tract. Rheumatology，1999，38 Suppl 1：24-32.

［5］张亚同，傅得兴，纪立伟，等.吡罗昔康胃肠道安全性数据回顾.中国药物警戒，2008，5（3）：166-170.

［6］耿雪清.阿司匹林的不良反应与临床应用.中国药物经济学，2012（4）：108-109.

［7］杨爱香.阿司匹林的不良反应分析.临床合理用药杂志，2016，9（19）：129-130.

［8］夏哲林，陈赛贞，林佳苗，等.非甾体类抗炎药的不良反应.海峡药学，2011，23（6）：262-263.

［9］沙春慧，蒋丽.阿司匹林的不良反应类型以及处理措施.世界最新医学信息文摘，2015，15（40）：50.

［10］BESSONE F. Non-steroidal anti-inflammatory drugs：what is the actual risk of liver damage？ World J Gastroenterol，2010，16（45）：5651-5661.

［11］施文，王永铭，程能能，等.非甾体类抗炎药的不良反应研究进展.中国临床药理学杂志，2003，19（1）：57-62.

［12］彭蓓，郭曲练.非甾体类抗炎药在术后镇痛中的不良反应.实用疼痛学杂志，2008，4（6）：451-455.

［13］吴飞华，杜向群，陈晓文，等.非甾体抗炎药物不良反应发生机制及防治.上海医药，2007，28（10）：467-469.

［14］CHAN A T，MANSON J E，ALBERT C M，et al. Nonsteroidal Antiinflammatory Drugs，Acetaminophen，and the Risk of Cardiovascular Events. Circulation，2006，113（12）：1578-1587.

［15］GONZALEZ–VALCARCEL J，SISSANI L，LABREUCHE J，et

al. Paracetamol, ibuprofen, and recurrent major cardiovascular and major bleeding events in 19 120 patients with recent ischemic stroke. Stroke, 2016, 47(4): 1045-1052.

［16］EMEA 网站. 欧盟限制吡罗昔康的使用. 中国新药与临床杂志, 2007, 26(9): 645.

［17］孟德宝, 黎朝晖. 非甾体抗炎药的不良反应及其预防. 中华现代中西医杂志, 1999, 34(2): 129-130.

［18］WATANABE H, KAMIYAMA T, SASAKI S, et al. Toxic epidermal necrolysis caused by acetaminophen featuring almost 100% skin detachment: Acetaminophen is associated with a risk of severe cutaneous adverse reactions. J Dermatol, 2016, 43(3): 321-324.

［19］BAN G Y, AHN S J, YOO H S, et al. Stevens-Johnson syndrome and toxic epidermal necrolysis associated with acetaminophen use during viral infections. Immune Netw, 2016, 16(4): 256-260.

［20］濮永杰, 赵雨晋, 吴逢波, 等. 137 例吲哚美辛口服制剂不良反应文献分析. 中国药房, 2010, 21(36): 3435-3436.

［21］田敏, 郎宗娥, 李雪梅. 小剂量阿司匹林致不良反应的文献分析及护理. 全科护理, 2014, 12(24): 2209-2212.

第七章

阿片类药物的合理使用

目前,尽管癌痛治疗在临床与社会方面均已取得很大进步,但仍有大量患者正在忍受癌痛折磨。并非癌痛本身不能缓解,而是因为未得到充分治疗。阿片类药物不但能够改善患者对疼痛的感受,而且可以改善对疼痛的反应,是缓解中重度癌痛最有效的镇痛药,具有安全性良好,给药途径多样,剂量调整简便且对所有类型的癌痛(即躯体痛、内脏痛、神经病理性疼痛等)均有效等优点,只要经过合理治疗,大多数癌痛均能够缓解。

第一节 阿片类药物合理使用指导原则

镇痛药因种类不同,给药途径及患者个体差异,其起效时间、作用强弱及镇痛时间也各不相同。认识到这些差异的存在,才能选择合适的药物、给药途径及治疗计划。正确恰当地使用阿片类药物需遵循以下原则[1,2]:①准确进行疼痛评估,并根据病因学、症状学和疾病类型制订整体治疗计划。②在治疗癌痛时首选口服方式给药,对于无法口服患者,可选择透皮贴剂、直肠栓剂,或通过皮下、静脉等有创途径给药。③通过剂量滴定确定个体化治疗方案,应尽可能减低疼痛程度,使 NRS 评分在静息和活动状态下均低于 4 分。镇痛效果不满意时,应再次进行剂量滴定,有明确指征时,可以联合使用辅助镇痛药。④按时给药,而非按需给药。⑤积极防治可能出现的药物不良反应。⑥重视患者及家属宣教,提高治疗依从性。

（吴敏慧）

第二节　阿片类药物的合理使用概述

一、弱阿片类药物的合理使用

1. 弱阿片类药物推荐用于轻中度疼痛。目前临床常用的弱阿片类药物主要有可待因和曲马多等。弱阿片类药物均有"天花板效应",达到最大剂量而镇痛效果仍不满意时,不可换用另一种弱阿片类药物,更不能两种弱阿片类药物联合使用,应及时转换成强阿片类药物。

2. 弱阿片类药物可被小剂量吗啡（≤30mg/d 口服吗啡）或其他等效的强阿片类药物代替。对于使用非甾体抗炎药镇痛效果不满意的轻度或中度癌痛可直接选用小剂量强阿片类药物进行治疗。

（1）磷酸可待因片单次口服剂量为 30~60mg,每3~4 小时 1 次,每日最大剂量不超过 240mg。如镇痛效果不满意,应更换成强阿片类药物。

（2）盐酸曲马多片单次口服剂量为 50~100mg,每6 小时 1 次;盐酸曲马多缓释片单次口服剂量为 50~200mg,每 12 小时 1 次,每日最大剂量不超过 400mg,老年患者不超过 300mg。如镇痛效果仍不满意,应更换成强阿片类药物。

癌痛患者使用曲马多应注意:①增加癫痫发作风

险,有癫痫病史、颅内压增高者要慎用[2];②对于老年人(>75岁)和肝和/或肾功能障碍者,推荐适当降低每日剂量以降低癫痫发作的风险;③增加5-羟色胺综合征的风险,尤其是同时联合使用其他5-羟色胺或单胺氧化酶抑制药(如三环类抗抑郁药和选择性5-羟色胺再摄取抑制剂)的癌痛患者。

二、阿片复方制剂的合理使用

1. 对于癌痛患者,推荐使用阿片类药物,而不推荐阿片与非阿片类药物的复方制剂。

2. 考虑到国内癌痛临床实际诊疗情况及癌痛治疗药物的可获得性,在阿片类药物暂时不能获得的情况下,有可能使用到复方制剂,因此对常用阿片复方制剂作简要介绍,但这并不代表本指南推荐使用此类药物作为癌痛治疗的常规用药[3]。

3. 对乙酰氨基酚和其他 NSAIDs 是目前临床使用的阿片复方制剂中最主要的非阿片成分,其每日剂量应严格控制在安全范围(对乙酰氨基酚≤1.5g/d;布洛芬≤2.4g/d),以避免复方制剂中非阿片成分的毒性作用[4,5]。因此,由于剂量限制,复方制剂不适合用于正在使用大剂量强阿片类药物的癌痛患者。

4. 临床常用的阿片复方制剂

(1) 氨酚羟考酮(每片含盐酸羟考酮 5mg,对乙酰氨基酚 325mg):主要用于中重度癌痛患者的短期治疗(1~2 片 /4~6 小时)、剂量补充或解救,可根据疼痛程度和给药后反应来调整剂量,稳定后应及时转换为长效阿片类药物。每日最大剂量≤4 片。

(2) 氨酚曲马多(每片含盐酸曲马多 37.5mg,对乙酰氨基酚 325mg):可用于中度至重度癌痛短期治疗(未

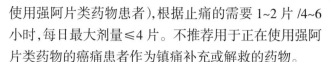

使用强阿片类药物患者），根据止痛的需要 1~2 片 /4~6 小时，每日最大剂量≤4 片。不推荐用于正在使用强阿片类药物的癌痛患者作为镇痛补充或解救的药物。

（3）氨酚双氢可待因片（每片含 500mg 对乙酰氨基酚和 10mg 酒石酸双氢可待因）：可用于未使用强阿片类药物患者的中度癌痛短期治疗，根据止痛的需要每 4~6 小时服用 1~2 片，每日最大剂量≤3 片。禁用于正在使用强阿片类药物的癌痛患者作为镇痛补充或解救的药物。

（4）洛芬待因缓释片（每片含布洛芬 0.2g 与磷酸可待因 13mg）：主要用于中度癌痛的短期治疗。整片吞服，成人每 12 小时 1 次，每次 2~4 片，每日最大剂量≤4 片。本品禁忌与 NSAIDs 联合使用。

三、强阿片类药物的合理使用

1. 强阿片类药物主要用于中至重度癌痛的治疗，是癌痛患者长期疼痛治疗的主要药物。

2. 阿片类药物无封顶剂量，达到最优的镇痛效果和最小不良反应的平衡就是阿片类药物的最佳剂量。如镇痛效果确切，增加剂量可获得更强的镇痛效果。

3. 应关注长期大剂量使用强阿片类药物可能带来的负面效应。

4. 短效阿片类药物主要用于癌痛的滴定治疗、剂量调整和爆发痛的解救等短期治疗，如盐酸 / 硫酸吗啡片、盐酸羟考酮胶囊等。对于胃肠功能障碍、口服困难的癌痛患者可选择注射剂型（如盐酸吗啡注射剂、盐酸氢吗啡酮注射剂、盐酸羟考酮注射剂等）通过皮下、静脉等非胃肠道途径给药。

（1）短效阿片类药物应尽早转换为长效阿片类药

物,可避免由于血药浓度大幅波动导致的阿片类药物的快速耐受。

（2）如果患者每日所需短效阿片类药物过于频繁或剂量过大,则应增加每日长效阿片类药物的剂量。

（3）对于口服困难或胃肠功能障碍癌痛患者不推荐长期间断静脉或皮下注射短效阿片类药物用于缓解癌痛[6]。

5. 中重度癌痛的长期维持治疗,推荐选用长效阿片类药物。如硫酸/盐酸吗啡缓释片、盐酸羟考酮缓释片、芬太尼透皮贴剂等。

（1）如长效阿片类药物出现镇痛时间不足,应增加每次给药剂量,而不是缩短服药间隔时间。

（2）对于肝肾功能障碍、颅内压增高、高龄、恶病质、小儿等特殊癌痛人群,应根据阿片类药物的理化特性和药代动力学特征,合理选择不同的长效阿片类药物。

6. 慢性癌痛不推荐使用以下阿片类药物:哌替啶、右丙氧酚、激动-拮抗剂（喷他佐辛、纳布啡、布托啡诺）、部分激动剂和安慰剂[2]。

（吴敏慧）

第三节　阿片类药物的剂量滴定

癌痛控制的目标为"5A"原则,即优化镇痛（optimize Analgesia）,改善日常活动（optimize Activities of daily living）,不良反应最小化（minimize Adverse effects）,避免异常用药行为（avoid Aberrant drug taking）及重视疼痛与情绪之间的关系（Affect:relationship between pain and mood）[2]。其中"优化镇痛"是患者最基础和最直接

的需求。通过镇痛治疗尽可能使绝大部分患者的疼痛得到有效控制,并缓解至轻度疼痛或无痛。癌痛患者对镇痛药的需求存在着较大的个体差异性,获得疗效与不良反应平衡良好的最佳用药剂量的过程,称为剂量滴定(dose titration),剂量滴定在整个镇痛过程中都很重要。在癌痛管理全过程中,都需要以滴定的观念来维持阿片类药物疗效与患者个体耐受的最佳平衡[7]。

一、阿片类药物滴定的对象

1. 初始使用强阿片类药物的中重度癌痛患者。

2. 正在接受强阿片药物治疗,因为疼痛加重或出现新的急性疼痛而要求增加剂量的癌痛患者。

3. 既往长期治疗不足,目前疼痛严重、急需有效快速干预的癌痛患者。

4. 其他需要调整强阿片类药物剂量的癌痛患者。

二、滴定药物的选择

推荐短效阿片类药物作为滴定的首选药物[4,8]。结合患者的疼痛程度、药物治疗的安全性和便利性,同时基于多项临床研究证据,长效阿片类药物(缓释剂)亦可用于滴定[8]。欧洲姑息性治疗学会(EAPC)《阿片类药物癌痛治疗指南》指出,即释或缓释剂型的吗啡、羟考酮、羟吗啡酮和氢吗啡酮均可用于剂量滴定,滴定时均应按需补充口服即释阿片类药物控制爆发痛。2010 年《NCCN 成人癌痛临床实践指南(中国版)》和中国《癌症疼痛诊疗规范(2018 年版)》也提到对疼痛程度相对稳定的患者,可考虑使用阿片类药物缓释剂作为背景给药,在此基础上备用短效阿片类药物,用于治疗爆发性疼痛。

王杰军等[9]纳入 81 例既往未接受阿片类药物治疗的中重度癌痛患者,随机分组接受盐酸羟考酮缓释片每 12 小时 10mg 为背景镇痛药的滴定或盐酸吗啡片滴定。24 小时内吗啡片组的疼痛缓解率为 82.9%,羟考酮缓释片组为 87.2%;滴定 4 小时,吗啡即释片组的疼痛缓解率为 58.3%,羟考酮缓释片组为 77.0%,两组差异有统计学意义($P<0.05$);滴定 12 小时,两组疼痛缓解率接近,差异无统计学意义。两组不良反应相当,总体疗效与不良反应率与国内外研究相似。但是目前国内对于应用缓释制剂为背景进行滴定的方法尚未统一。张力根据临床研究,分别制订了以盐酸羟考酮缓释片为背景的滴定方案,临床上可根据疼痛程度、阿片类药物既往的使用情况和疼痛评估等选择适宜滴定方案[10]。

三、用药途径选择

应根据癌痛患者疼痛的轻重缓急、药物使用的便利性与安全性、兼具医生的给药经验选择合理给药途径。NRS 评分 4~6 分的中度癌痛患者,建议选用口服滴定,如经过 2~3 个周期疼痛缓解欠佳,建议有经验的医生选择静脉途径滴定;对于 7~10 分重度疼痛患者,需要进行快速药物滴定,静脉吗啡滴定能够安全有效地为这些患者提供快速的解救治疗。对于以前没有静脉使用阿片药物用药经验的,NRS 评分 7~8 分的患者也可考虑口服阿片药物滴定治疗。无论采用哪种给药途径滴定,开始时均需同时应用防治便秘的药物并监测不良反应。

四、滴定操作过程

1. 即释阿片类药物滴定方案　阿片类药物未耐

受的患者,使用吗啡即释片及针剂进行滴定;根据疼痛程度,吗啡片剂 5~15mg 口服或针剂 2~5mg 皮下或静脉按需给药;用药后根据药物达峰的时间进行评估。如果疼痛不缓解或增加,在前一次剂量基础上增加50%~100% 再次给药;疼痛减轻,但缓解不满意,重复前一次相同剂量给药;疼痛缓解患者满意,按需给药。密切观察疼痛程度、疗效及药物不良反应,根据前 24小时剂量可考虑转化为长效镇痛药。

对于使用阿片类药物耐受患者,计算前 24 小时所需药物总量,给予总量 10%~20% 的短效阿片类药物进行滴定,用药后根据药物达峰的时间进行评估,如果疼痛不缓解或增加,在前一次剂量基础上增加50%~100% 再次给药;疼痛减轻,但缓解不满意,重复前一次相同剂量;疼痛缓解患者满意,按需给药。如果2~3 个剂量周期后疗效不佳,要考虑重新评估病情,必要时更改治疗方案。当用药剂量调整到理想止痛及安全的剂量水平时,可用等效剂量的长效阿片类镇痛药。

对已使用口服的长效阿片类药物治疗疼痛的患者,也可以根据患者的疗效和疼痛强度,参照 NRS 评分,使用长效阿片类药物进行剂量调整,NRS 7~10 分的患者剂量滴定增加幅度 50%~100%;NRS 4~6 分的患者剂量滴定增加幅度 25%~50%;NRS 2~3 分患者,剂量滴定增加幅度≤25% 进行滴定(对于长效阿片类药物背景剂量较大的患者,该方法要慎重)。

2. 缓释阿片类药物滴定 对于阿片类未耐受的癌痛患者,推荐首次口服吗啡缓释片 10~30mg 或其他等效剂量的长效阿片类药物(如羟考酮缓释片),根据图 7-1 增加长效阿片类药物的剂量;如果出现爆发痛,则解救剂量为前 24 小时阿片类药物总剂量的

10%~20%。24 小时后评估患者疼痛强度和不良反应。滴定完成后,将前 24 小时口服药物的总剂量转换为等效缓释阿片类药物进行维持治疗。

对阿片类耐受的癌痛患者,将前 24 小时阿片类药物总剂量转换为等效剂量的长效阿片类药物(如吗啡缓释片、羟考酮缓释片),根据图 7-1,增加长效阿片类药物的剂量;如果出现爆发痛,则解救剂量为前 24 小时阿片类药物总剂量的 10%~20%,24 小时后评估镇痛

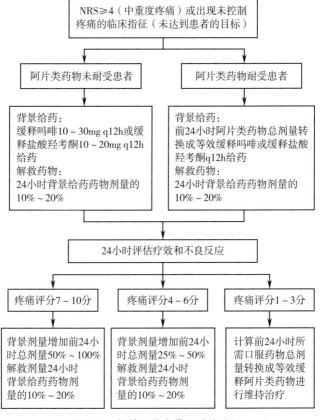

图 7-1　长效阿片类药物滴定流程

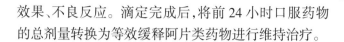

效果、不良反应。滴定完成后,将前 24 小时口服药物的总剂量转换为等效缓释阿片类药物进行维持治疗。

(吴敏慧)

第四节 阿片类药物的维持治疗

阿片类药物的维持治疗是指疼痛患者通过剂量滴定,疼痛得到充分缓解后,继续原阿片类药物或转换为其他等效阿片类药物的持续治疗。

一、维持治疗的目标

1. 尽可能采用长效阿片类药物维持治疗,常用药品包括盐酸 / 硫酸吗啡缓释片、盐酸羟考酮缓释片、枸橼酸芬太尼透皮贴剂等。

2. 维持治疗的目标 NRS 评分小于 3 分;24 小时解救次数 ≤2 次。

二、维持治疗的原则

1. 对于稳定剂量短效阿片类药物控制良好的慢性持续性疼痛,可转换为长效制剂,以提供背景剂量[2]。对于无法通过长效阿片类药物缓解的疼痛,可给予解救剂量的短效阿片类药物进行治疗。

2. 应用长效阿片类药物期间,应当备用短效阿片类药物。当患者因病情变化,长效镇痛药剂量不足或发生爆发性疼痛时,立即给予短效阿片类药物,用于解救治疗及剂量滴定。

3. 短效阿片类药物单次解救剂量为前 24 小时用药总量的 10%~20%。每日解救用药次数大于 2~3 次时,应当考虑将前 24 小时解救用药换算成长效阿片类药按时给药。

4. 如果可能,作为解救治疗的短效阿片类药物与长效剂型最好采用相同的阿片类药物。

5. 如果患者持续需要按需给予阿片类药物解救,或按时给药的阿片类药物剂量在给药剂量末疼痛缓解不足,不推荐缩短长效阿片类药物的给药间隔时间,建议增加长效阿片类药物的单次给药剂量[2]。

6. 如果疼痛没有得到足够的控制,或存在持续的不良反应,应考虑阿片类药物的轮替(rotation),详见本章第八节。

三、常用药物

1. 吗啡缓释片

【药理】吗啡为纯阿片受体激动剂,诱导内源性内啡肽和脑啡肽起作用,产生镇痛效应。吗啡口服生物利用度约 38%。临床上常用的是第五代吗啡,即硫酸吗啡缓释片,阿片受体上有硫酸脑苷脂(含硫酸酯基)结构,可与硫酸吗啡进行高亲和力结合,增强疗效,较第四代的盐酸吗啡缓释片稳定性更高。

【适应证】吗啡是治疗中重度癌痛的代表性药物,主要适用于中重度癌症患者的镇痛治疗。

【用法用量】吗啡缓释片有 10mg、30mg 两种规格,吗啡缓释片必须整片吞服,不可掰开、碾碎或咀嚼,成人每隔 12 小时按时服用 1 次,用量应根据疼痛的严重程度、年龄及服用镇痛药史决定应用药剂量,个体间可存在较大差异。最初应用本品者,宜从每 12 小时服用 10mg 或 20mg 开始,根据镇痛效果调整剂量,或者根据前 24 小时疼痛滴定的即释吗啡片总剂量进行转换,达到缓解疼痛的目的。

【不良反应】不良反应为便秘、恶心、呕吐、嗜睡、呼吸抑制、眩晕、排尿困难、胆绞痛等,偶见瘙痒、荨麻疹、皮肤水肿等过敏反应。

【药物相互作用】①本品与吩噻嗪类、镇静药、安眠药、镇静催眠药、一般麻醉药、单胺氧化酶抑制药、三环类抗抑郁药、抗组胺药等合用,可加剧及延长吗啡的抑制作用。不能与单胺氧化酶抑制药(苯异丙肼、苯乙肼、异卡波肼、反苯环丙胺、司来吉兰、雷沙吉兰、沙芬酰胺等)合用,或在其治疗 2 周之内使用。②本品可增强香豆素类药物的抗凝血作用。③与西咪替丁合用,可能引起呼吸暂停、精神错乱、肌肉抽搐等。

【禁忌证】已知对吗啡过敏、呼吸抑制已显示发绀、颅内压增高和颅脑损伤、支气管哮喘、肺源性心脏病代偿失调、甲状腺功能减退、肾上腺皮质功能不全、前列腺肥大、排尿困难及严重肝功能不全、休克尚未纠正控制前、麻痹性肠梗阻等患者禁用。

2. 羟考酮缓释片

【药理】羟考酮为纯阿片受体激动剂,不仅通过 μ 受体,也通过外周 κ 受体镇痛,在内脏痛上更具有优势。羟考酮因 3-甲氧基的保护[11],使肝对其首过效应降低,生物利用度为 60%~87%,故镇痛强度是吗啡的 1.5~2 倍。

盐酸羟考酮缓释片采用了 AcroContin 精确的缓释技术,提供药物双相释放,即释相达峰迅速,1 小时快速止痛;控释相药效持久,12 小时平稳持续释放。

【适应证】用于缓解持续的中度到重度疼痛。

【用法用量】羟考酮缓释片有 5mg、10mg、20mg、40mg 四种规格,必须整片吞服,不可掰开、咀嚼或研磨,每 12 小时给药 1 次,用药剂量取决于患者的疼痛严重程度和既往镇痛药用药史。首次使用阿片类药物或阿片未耐受的患者,使用前可予阿片类药物即释剂型进行滴定,再根据前 24 小时的阿片类药物剂量进行转换,也可小剂量羟考酮缓释片背景下直接滴定;对于阿片耐受的患者,可根据前 24 小时阿片类药物的剂量,转换为等效日羟考酮的剂量,每 12 小时给药 1 次。出现爆发痛时使用即释阿片类药物处理,当每日爆发痛超过 2~3 次时,应增加羟考酮缓释片的给药剂量。

【不良反应】与其他阿片类药物不良反应类似,常见不良反应包括便秘、恶心、呕吐、头晕、瘙痒、头痛、口干、多汗、嗜睡和乏力。

【药物相互作用】类似其他阿片类药物,本品与下列药物可以有叠加作用:镇静药、麻醉药、催眠药、乙醇、抗精神病药、肌肉松弛药、抗抑郁药、吩噻嗪类和降压药。同时接受其他中枢神经系统抑制剂的患者应慎用,并减少初始剂量(常规剂量的 1/3~1/2)。常规剂量的本品与这些药物合并使用后可能会发生药物相互作用,从而导致呼吸抑制、低血压、深度镇静或昏迷等症状。

【禁忌证】缺氧性呼吸抑制患者、颅脑损伤患者、麻痹性肠梗阻患者、急腹症患者、胃排空延迟患者、慢性阻塞性呼吸道疾病患者、肺源性心脏病患者、急性或严重支气管哮喘患者、高碳酸血症患者、已知对羟考酮过敏患者、中重度肝功能障碍患者、重度肾功能障碍患者(肌酐清除率 <10ml/min)、慢性便秘患者、同时服用单胺氧化酶抑制药患者、停用单胺氧化酶抑制药 <2 周患者、孕妇或哺乳期妇女禁用。手术前或手术后 24 小时内不宜使用。

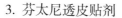

3. 芬太尼透皮贴剂

【药理】芬太尼是一种阿片受体激动药,主要与 μ 受体的相互作用有关。芬太尼具有分子量小、脂溶性高、易于透过血脑屏障、黏膜吸收好、对皮肤和黏膜刺激性小等特点,因此被制作为缓释透皮给药系统用于癌痛治疗。目前临床上使用较多为骨架扩散型芬太尼透皮贴剂,为膜控释透皮贴剂的改进型。

【适应证】用于阿片类药物治疗剂量稳定的中至重度慢性疼痛(即阿片类药物耐受的患者),不适用于急性或手术后疼痛的治疗。

【用法用量】芬太尼透皮贴剂有 4 种规格:12μg/h (2.1mg/ 贴);25μg/h(4.2mg/ 贴);50μg/h(8.4mg/ 贴);75μg/h(12.6mg/ 贴)。初始剂量应依据患者目前使用阿片类药物的剂量而定,建议用于阿片耐受患者。本品不能刺破或者剪开使用,应在躯干或上臂未受刺激及未受照射的平整皮肤表面使用,如有毛发,应在使用前剪除(勿用剃须刀剃除)。在使用前可用清水清洗贴用部位,不能使用肥皂、油剂、洗剂或其他可能会刺激皮肤或改变皮肤性状的用品,使用前皮肤应完全干燥。开始使用本品后,血清芬太尼的浓度逐渐增加,通常 12~24 小时内达到稳态,并在此后保持相对稳定直至 72 小时。因此,初次使用患者不能在 24 小时内即评价其最佳镇痛效果,如果在首次使用后镇痛不足,可予短效镇痛药治疗,在用药 3 天后增加芬太尼透皮贴剂剂量,其后每 3 天进行 1 次剂量调整。该药物血药浓度易受患者体温及体外受热等影响,可加速释放,使用时应注意。在更换贴剂时,应更换粘贴部位,几天后才可在相同的部位重复贴用。如需转换为其他阿片类药物镇痛,在去除本品贴剂后,应逐渐开始其他阿片类药物的替代治疗,并从低剂量起始,缓慢加量,因为血清芬太尼浓度下降 50% 大约需要 17 小时(13~22 小时)甚至更长。

【不良反应】主要为恶心、便秘、头痛、头晕、嗜睡、皮肤瘙痒等,与其他阿片类药物不良反应类似。

【药物相互作用】同时应用其他中枢神经系统抑制剂,包括但不限于其他阿片类药物、镇静药(如苯二氮䓬)、催眠药、全身麻醉药、吩噻嗪类药物、安定类药物、肌肉松弛药、镇静性抗组胺药及酒精饮料,可产生附加的抑制作用。可能引起呼吸抑制、低血压及深度镇静或导致昏迷或死亡。密切监测合并使用中枢神经系统抑制药的患者,并降低其中一种或同时降低两种药物剂量。与影响 CYP3A4 同工酶系统的药物合用时,需密切监测疗效及不良反应。不推荐用于使用单胺氧化酶抑制药的患者。本品与 5- 羟色胺能药物同时使用可能增加 5- 羟色胺综合征的风险。

【禁忌证】对本品成分或贴剂中黏附剂过敏的患者。本品不应用于急性疼痛和术后疼痛的治疗,因为在这种情况下不能在短期内调整芬太尼的剂量,并且可能会导致严重的或威胁生命的通气不足。本品暂禁用于 40 岁以下非癌痛慢性疼痛患者(艾滋病、截瘫患者疼痛治疗不受年龄及疼痛病史的限制)。

4. 丁丙诺啡透皮贴剂

【药理】丁丙诺啡是 μ 受体的部分激动剂,对 κ 受体具有拮抗作用,一般不作为癌痛首选药物。丁丙诺啡透皮贴通过皮肤扩散,生物利用度接近 100%。本品用药 48 小时后达峰,可稳定释放丁丙诺啡达 7 天,且丁丙诺啡的血药浓度基本保持一致。去除本品后,丁丙诺啡的浓度在 12 小时(10~24 小时)内约下降 50%。

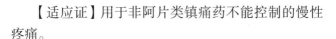

【适应证】用于非阿片类镇痛药不能控制的慢性疼痛。

【用法用量】丁丙诺啡透皮贴剂有三个规格：① 5mg(6.25cm^2)，额定释放速率：每小时 5μg 丁丙诺啡；② 10mg(12.5cm^2)，额定释放速率：每小时 10μg 丁丙诺啡；③ 20mg(25cm^2)，额定释放速率：每小时 20μg 丁丙诺啡。

18 岁及以上患者：初始剂量应为最低的本品剂量（5μg/h 的丁丙诺啡透皮贴剂）；在开始使用丁丙诺啡透皮贴剂和剂量调整期间，患者应使用通常推荐剂量的短效补充镇痛药，直到达到丁丙诺啡透皮贴剂的止痛效果。

在所用剂量达到最大的有效性之前 3 天，不能增加剂量。随后的剂量增加应以对补充性镇痛药的需求和患者对贴剂的止痛效果的反应为基础。

增加剂量时，可更换为尺寸较大的贴剂，或者在不同的部位联合使用另一贴剂以达到理想的剂量；建议无论何种剂量的丁丙诺啡贴剂，每次最多同时使用两贴。在随后的 3~4 周不要在相同的部位使用新的贴剂。应仔细、定期地监查患者的使用情况，以达到最佳的剂量和最佳的治疗周期。

阿片类药物的转换：本品可作为其他阿片类药物的替代治疗。这样的患者应从最低剂量开始应用（5μg/h 丁丙诺啡透皮贴剂），在剂量调整期间可根据需要继续服用短效的补充镇痛药。

肾功能不全：肾功能不全患者不需进行特殊的剂量调整。

肝损害：丁丙诺啡经过肝代谢，其作用强度和作用时间在肝损害患者中可能会受到影响。因此应认真监测丁丙诺啡透皮贴剂在肝损害患者中的使用情况。

重度肝损害的患者在丁丙诺啡透皮贴剂治疗期间可能发生丁丙诺啡的蓄积,应考虑替换治疗,患者若必须使用贴剂须谨慎。

使用部位:本品应用于上臂外侧、前胸上部、后背上部或胸部侧方没有过敏的完好皮肤,请不要用于任何有较大瘢痕的皮肤部位。应用于毛发较少或没有毛发的皮肤部位。如无法做到,应使用剪刀将毛发剪去,但不要使用剃须刀剃除毛发。如果使用部位必须进行清洁,处理方法同芬太尼透皮贴剂。在打开封条后,必须立即使用。在移去保护层之后,应用手掌将透皮贴剂紧压约 30 秒,以确保完全接触,特别是边缘部位。如果贴剂的边缘脱落,应在相应的位置用胶带粘贴。

贴剂应连续使用 7 天。

盆浴、淋浴或游泳都不应影响贴剂的使用,如果贴剂脱落,应使用一个新的贴剂。

停药:在去除本品之后,丁丙诺啡的血清药物浓度逐渐降低,因此其止痛作用尚可维持一定的时间。丁丙诺啡透皮贴剂治疗后使用其他的阿片类药物时应考虑到这一点。一般的原则下,在去除本品后的 24 小时内不应使用其他的阿片类药物。

患者发热或外部受热:使用丁丙诺啡透皮贴剂后,患者应避免使用部位受热,如加热垫、电热毯、加热灯、桑拿灯、热水浴、加热水床等,因为受热可以使丁丙诺啡的吸收增加。当治疗发热的患者时,应注意发热可能增加吸收,导致丁丙诺啡的血药浓度升高,从而加大阿片类药物的风险。

【不良反应】本品的严重不良反应与其他阿片类药物相似。

【药物相互作用】本品不能与单胺氧化酶抑制药

（MAOIs）合用。过去两周使用过 MAOIs 的患者也不能使用本品。与中枢性抑制剂包括苯二氮䓬类、其他阿片类衍生物（例如,含有吗啡、右丙氧芬、可待因、右美沙芬或那可丁的镇痛药与镇咳药）及某些抗抑郁药、具有镇静作用的 H_1 受体拮抗剂、乙醇、抗焦虑药、安定药、可乐定及其相关物质合用时可增强本品对中枢神经系统的抑制作用。

【禁忌证】对本品或任何其他辅料过敏的患者;阿片类药物依赖的患者和麻醉药的替代治疗;呼吸中枢和功能严重受损或可能出现这种情况的患者;对正在使用单胺氧化酶抑制药或在前两周内使用过单胺氧化酶抑制药的患者;肌无力的患者;震颤性谵妄的患者。

5. 美沙酮　美沙酮与吗啡有不完全的交叉耐受,当使用吗啡因不良反应较重而难以被患者接受或由于药物耐受吗啡的使用剂量过大时,改用美沙酮可获得较小剂量、较低不良反应及相同的镇痛效果。但因美沙酮转换的复杂性,个体化差异大,使用时需谨慎,通常用于癌痛二线治疗。

【药理】美沙酮是阿片受体激动剂,与 μ 受体亲和力强,与 δ 受体亲和力很弱,血浆 $t_{1/2}$ 约为 7.6 小时。在人体吸收后,作用持续时间个体差异较大,8~120 小时不等,由于该药在血中 $t_{1/2}$ 长,故不适合于阿片类药物滴定。

【适应证】本品起效慢,作用时间长,适用于慢性疼痛。但其镇痛常不够完全;对急性创伤性疼痛常缓解不及时,故少用。还可用于阿片类依赖的脱毒治疗及阿片类依赖的替代维持治疗。

【用法用量】本品有片剂,2.5mg。口服液,1mg（10ml）;2mg（10ml）;5mg（10ml）;10mg（10ml）。注射剂,

5mg（1ml）。仅口服、皮下或肌内注射,不作静脉注射。口服成人常用量每次 5~10mg,每天 10~15mg。皮下或肌内注射:成人常用量每次 2.5~5mg,每天 10~15mg。三角肌注射血浆峰值高,作用出现较快,因此可采用三角肌注射。对慢性疼痛患者,随着用药时间延长和耐受的形成,应逐渐增加剂量以达有效镇痛效果。本品通常每 8~12 小时给药 1 次,因半衰期长,需注意观察药物的蓄积及不良反应,特别是用药的前 4~5 天。在有些患者中,本品达稳态可能需数天乃至 2 周以上。口服本品的换算比存在差异,建议在有经验的医生指导下使用。由于消除半衰期长,停药后需要数天时间该药才能从体内清除。

【不良反应】表现及发生率与吗啡相似,由于本品具有延长 QTc 间期的作用,建议用药前检查心电图,并随访复查心电图。

【药物相互作用】本品主要在肝经 CYP3A4 脱甲基代谢,CYP1A2 和 CYP2D6 也有作用,使用时应注意潜在的药物相互作用。例如苯妥英钠和利福平能促使肝细胞微粒体酶的活性增强,从而加快本品在体内的降解代谢,合用时本品用量应相应增加。

【禁忌证】呼吸功能不全、QTc>500ms 的患者禁用。

（张沂平）

第五节　阿片类药物在爆发痛中的应用

一、爆发痛的定义及特征

1. 定义　目前对于爆发痛的定义尚无统一标准。

2009年,英国和爱尔兰保守治疗协作委员会(Association for Palliative Medicine of Great Britain and Ireland,APM)将爆发痛定义为:基础疼痛控制相对稳定和充分的前提下,自发的或由相关的可预期或不可预期的触发因素引发的短暂疼痛加重,认为只要同时达到以下三个条件就可确诊为爆发痛:存在慢性癌痛的基础;近1周癌痛得到充分的控制(NRS评分≤3分);疼痛短暂的急性加重[12]。

2. 分类及特征　爆发痛的临床特点具有异质性,其发生快速(通常3分钟达峰),持续时间短(一般30~60分钟),疼痛强度多为中到重度,且在疼痛已得到充分控制的情况下仍可发生。爆发痛通常可分为三类情况[7],①事件性疼痛:与特定活动或事件相关联的疼痛(例如物理治疗、运动或可能诱发疼痛的常规程序);②剂量末疼痛:在按时给予阿片类药物的剂量间隔结束时发生的疼痛;③控制不佳的持续性疼痛:按时给予阿片类镇痛药控制不佳的疼痛。

爆发痛会影响癌症患者精神、情绪、日常生活、睡眠等各个方面,影响癌痛治疗的效果,同时也会影响抗肿瘤治疗的完成。

3. 机制　爆发痛的机制主要与肿瘤相关,中枢和外周神经敏化是基础,诱发因素是自发痛或事件性疼痛的重要机制。自发痛往往在临床没有看到明显的触发因素或诱发因素,但患者突然感到疼痛加重,一般与肿瘤刺激相关,包括痛性递质的释放。大多数爆发痛都与肿瘤进展和活性增强相关,因此,对于爆发痛应该给予足够的重视。

二、评估

爆发痛的评估应包括:发作频率,每次发作持续时间、强度、诱因,以前和目前基线(持续性疼痛)的治疗及其疗效,以及疼痛的病理生理性质等方面[8]。推荐使用直接针对爆发痛的测量工具——爆发痛问卷(Breakthrough Pain Questionnaire,BPQ)[13]进行评估,BPQ详细关注了爆发痛的程度、部位、病理生理学特征、诱因、发作及缓解的因素,以及目前规律镇痛治疗的情况。

三、爆发痛的治疗

1. 治疗原则 根据爆发痛的不同情况采取不同的治疗原则:事件性疼痛应预先给予阿片类药物;控制不佳的持续性疼痛需增加长效阿片类药物剂量;剂量末疼痛可增加长效阿片类药物剂量或频率,但通常不推荐增加药物频率。

2. 治疗方法

(1)爆发痛解救剂量为前24小时阿片类药物总量的10%~20%[2,4]。根据不同药物、不同给药途径、镇痛效应的峰时间评估疗效。例如:口服吗啡片给药后60分钟评估疗效和不良反应,静脉注射吗啡15分钟评估,皮下注射吗啡则30分钟评估,以确定后续剂量。

(2)首次口服解救剂量后,如果疼痛评分未变或增加,为了获得良好的镇痛效果,建议在前一次阿片类药物解救剂量的基础上增加50%~100%;如果NRS评分下降,但疼痛仍未获得良好控制,那么重复相同剂量后再次评估。

(3)经过2~3个解救周期后,如果中重度疼痛患

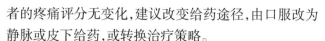

者的疼痛评分无变化,建议改变给药途径,由口服改为静脉或皮下给药,或转换治疗策略。

（4）爆发痛治疗目标是使 NRS 评分降至 0~3 分。如再次发生爆发痛,则按当前有效解救剂量按需给药。根据爆发痛发作的情况及次数,在后续治疗中应考虑调整长效阿片类药物的剂量。

如因基础性疼痛治疗控制不佳引起的爆发痛,可口服短效阿片类药物治疗,但要首先对每日按时服用的长效阿片类镇痛药剂量进行调整,而不是一味增加解救治疗的剂量;对预期性爆发痛,可在诱发动作开始前 20~30 分钟给予半衰期较短的短效阿片类药物,以预防爆发痛的突发[8]。

3. 药物选择

（1）短效阿片类药物:目前可应用于治疗爆发痛的阿片类药物主要有,吗啡即释片、吗啡针剂、吗啡栓剂、羟考酮即释剂、芬太尼舌下含化片、芬太尼鼻喷雾剂、芬太尼透黏膜含剂等。

（2）辅助药物:对于使用较大剂量即释阿片类药物治疗爆发痛疗效欠佳（如超过每天缓释剂量 50% 仍无法控制爆发痛）的患者,除了考虑药物耐受性更换阿片类药物以外,还可根据疼痛的性质等使用辅助药物改善镇痛效果。联合用药可减少阿片类药物的剂量及爆发痛次数,增加镇痛疗效,改善终末期癌症患者其他相关症状。

4. 给药途径的选择

（1）口服给药:控制爆发痛应选择起效迅速、作用持续时间短的阿片类药物。口服给药是爆发痛最常用的给药途径,如盐酸吗啡片和盐酸羟考酮胶囊,后者起效时间更快。

（2）静脉给药：阿片类药物静脉给药具有起效快、镇痛效果确切的优点。但应避免注射速度过快导致的急性不良反应，如呼吸抑制、呕吐、头晕、急性尿潴留等，尤其是急性呼吸抑制，严重者可危及生命，因此最好是在有监护条件的病房中执行，床旁准备阿片类药物解救剂纳洛酮。阿片类药物静脉应用通常15分钟监测评估疗效。采用患者自控镇痛（PCA）技术静脉给药，可根据病情制订个体化给药剂量和给药模式，尤其适用于频繁发作不易控制的爆发痛，也是口服困难或胃肠功能障碍癌痛患者可选择的给药途径，因PCA设备带有给药间隔时间和最大用量锁定装置，大大提高静脉给药的安全性，推荐掌握了PCA技术的有经验的医生使用。

（3）口腔或鼻黏膜给药：经黏膜吸收的芬太尼制剂，如芬太尼透黏膜含剂（oral transmucosal fentanyl citrate，OTFC）、芬太尼舌下含片（sublingual fentanyl citrate，SLF）、芬太尼鼻腔喷雾剂（intranasal fentanyl spray，INFS）等，吸收快，起效迅速，适合用于爆发痛的控制，但由于国内尚无此类药品，本指南不作详细介绍。

（4）直肠给药：吗啡栓剂经直肠给药亦可用于爆发痛的治疗，通常用于不能口服的患者。由于直肠吸收个体差异和变异大，可吸收剂量有限（一次用量不超过30mg，一日用量不超过100mg），如具备条件可采用皮下给药替代，对于需要更大剂量治疗的患者则不适用。

（张沂平）

第六节　阿片类药物的减量

一、阿片类药物的减量原则

下述情况可考虑将阿片类药物剂量减少 10%~20%：患者不再需要或很少需要对爆发痛的镇痛处理；进行性疼痛事件已经结束；通过使用非阿片类药物的疼痛治疗手段，疼痛控制得到改善；在疾病稳定的情况下控制良好的疼痛。

如果患者出现无法控制的不良反应且疼痛≤3 分（轻度），考虑向下进行剂量滴定，减少 10%~25% 的剂量并重新评估。需要密切随访以确保疼痛没有加剧并且患者没有出现戒断症状。

如果患者存在严重的安全性问题（如由于脓毒症引起的显著镇静），可能需要将阿片类药物的剂量减少50%~75%。

如果随着阿片类药物剂量的增加疼痛加剧，考虑阿片类药物致痛觉过敏；可能有指征减少阿片类药物的剂量或进行轮换，并考虑其他止痛疗法。

二、阿片类药物的停药原则

癌痛患者经抗肿瘤等治疗后，疼痛得到缓解，阿片类药物可逐渐减量至停药，推荐采用逐渐减量法[4]，一般情况下阿片剂量先减量 30%，2 天后再减少 25%，直到每天剂量相当于 30mg 口服吗啡的药量，继续服药 2 天后可停药。

阿片类药物突然停药，可能出现戒断症状。典型的戒断症状可分为两大类：客观体征，如血压升高、脉搏增加、体温升高、瞳孔扩大、鸡皮疙瘩、流涕、震颤、腹泻、呕吐、失眠等；主观症状，如肌肉疼痛、骨头疼痛、腹痛、无力、恶心、不安、食欲差、发冷、发热、疲乏、喷嚏、渴求药物等。

（张沂平）

第七节　阿片类药物相关不良反应预防及治疗

一、阿片类药物不良反应的特点

1. 常见于用药初期或过量用药时，多为暂时性和可以耐受的不良反应[14]。

2. 不良反应的发生率及严重程度存在个体差异。

3. 积极预防和治疗可以避免或减轻阿片类药物不良反应。

4. 除便秘外，阿片类药物的其他不良反应会随时间延长逐渐减轻。

二、阿片类药物不良反应的处理原则

1. 阿片类药物的不良反应可以预期，应当进行积极的预防和治疗。

2. 患者家属/照护者的教育对于疼痛治疗以及不良反应的防治至关重要。

3. 要认识到疼痛很难独立于癌症之外单独进行治疗，不良反应可能来自其他治疗或癌症本身。

4. 有必要进行多系统的评估，排除可能引起类似临床症状的其他原因。

三、阿片类药物的主要不良反应及处理

包括便秘、恶心、呕吐、尿潴留、谵妄、瘙痒、过度镇静、运动和认知受损、呼吸抑制、肌阵挛等。

（一）便秘

便秘不仅仅发生在患者身上，健康人群因为生活环境、饮食的改变也会出现便秘，所以预防和治疗便秘是非常重要的。一般而言，女性、老年患者便秘发生率较高。便秘是阿片类药物最常见的肠道不良反应，40%~90%的患者会出现便秘[15]。

1. 便秘的临床表现　便秘表现为持续排便困难、排不尽感或排便次数减少。排便困难包括排便量少、干结，排便费时费力，甚至需要用手法帮助排便。排便次数减少为每周排便次数少于3次或长期无便意。慢性便秘的病程至少为6个月[16]。

2. 便秘的分类

（1）根据便秘和相关症状轻重及对生活影响的程度分为轻度、中度、重度便秘。程度轻者症状较轻，不影响日常生活，通过整体调整和短时间用药即可恢复正常排便。重度则为便秘症状重且持续，严重影响生活和工作，需要药物治疗，不能停药或者对药物治疗无效。中度则介于两者之间。

（2）便秘又可分为原发性便秘、继发性便秘和医源性便秘。

1）原发性便秘：原发性便秘是一些外在因素对肠道功能的影响，如膳食纤维、液体摄入不足，活动减少以及排便时间不够或缺乏私密空间等。以上任何一种因素使肠道运动减少，运转时间增加，液体重吸收增加而使粪便干结坚硬不易排出而产生便秘。晚期癌症患

者已经存在这些风险因素,因此,便秘的问题出现在使用阿片类药物之前[17]。

2)继发性便秘:继发性便秘是因为一些病理改变引起的,如肿瘤患者肠梗阻、脊髓受压影响肠道功能。代谢因素包括高钙血症、低钾血症、糖尿病导致的神经病变等也可以引起便秘。

3)医源性便秘:许多治疗可以引起便秘,尤其是老年患者服用多种药物,如一个专家可能处方钙通道阻滞剂,另一个专家可能处方抗抑郁药。进行癌症治疗时肿瘤专家可能会处方长春碱和阿片类药物。当药物增加时,便秘风险也随之增加。

3. 便秘的影响因素

(1)年龄对便秘的影响:目前多数研究已证实便秘与年龄相关,老年患者便秘发生率高可能与以下因素相关,液体和膳食纤维摄入不足;日常活动减少;健康状况变差;可能同时合并糖尿病、卒中、帕金森病以及其他神经系统或代谢系统疾病等。

(2)性别对便秘的影响:女性便秘发生率高于男性,一方面与生理机制有关,雌激素可降低结肠传输速率,延长结肠传输时间,进而引起便秘;另一方面可能与女性更易倾诉自己的症状有关。

(3)其他影响因素:精神心理因素,如焦虑、抑郁可能与便秘的发生相关。

4. 便秘的归因分析 引起便秘的原因是复杂的、多因素的,因此分析引起便秘的原因非常重要,当患者出现便秘时首先应进行归因分析,对因治疗是治疗之本。引起便秘的原因除阿片类药物之外,还包括以下几个方面:

(1)药物因素:抑酸剂、长春碱类、NSAIDs、抗胆碱药、利尿药、钙通道阻滞剂、补铁剂、抗帕金森病药、抗组胺药、抗惊厥药、抗抑郁药、5-HT₃受体拮抗剂、神经阻断药、单胺氧化酶抑制药等也可以引起便秘[18]。

（2）疾病因素：肠梗阻、糖尿病、高钙血症、低钾血症、甲状腺功能减退等疾病也可以引起便秘。

（3）其他因素：纤维摄入不足、液体摄入不足、活动减少、排便环境改变、年龄、长期卧床等。

5. 便秘的机制 外源性阿片与受体结合，神经递质的分泌受到影响，打乱胃肠道正常的节律性收缩和黏液的分泌，从而引起胃肠道功能紊乱，肠道对水分的重吸收增加，导致大便干结和排便困难等。

6. 治疗便秘的药物分类

（1）阿片受体拮抗剂：羟考酮纳洛酮复方制剂、溴甲纳曲酮、阿维莫泮、纳洛酮等。

（2）容积性泻药：麦麸、果蔬纤维等纯纤维制剂等。

（3）刺激性泻药：番泻叶、大黄、酚酞片等。

（4）渗透性泻药：聚乙二醇、乳果糖、硫酸镁等。

（5）促动力药：莫沙必利、普芦卡必利等。

（6）润滑性泻药：甘油、液状石蜡、蜂蜜等。

（7）中药制剂：①中成药，麻仁润肠丸、复方芦荟胶囊等；②中药，大承气汤、小承气汤。大承气汤包括芒硝、大黄、厚朴、枳实，小承气汤包括大黄、厚朴、枳实。芒硝是渗透性泻药，大黄是刺激性泻药，厚朴和枳实是促动力药，这是非常有效的配伍。

（8）微生态制剂：目前应用于临床的益生菌包括双歧杆菌、乳杆菌、肠球菌、枯草杆菌、地衣芽孢杆菌等。微生态制剂临床应用注意事项，①只能用温水冲服，因为用开水，水温过高会使双歧杆菌等益生菌灭活；②避免使用抗生素，因为抗生素会把益生菌当成病

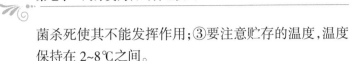

菌杀死使其不能发挥作用;③要注意贮存的温度,温度保持在 2~8℃之间。

7. 便秘的治疗

(1) 便秘治疗的原则:便秘的治疗原则是进行个体化、综合化的治疗,具体包括合理的膳食结构,建立正确的排便习惯;对明确病因者行病因治疗;合理膳食应增加纤维素和水分的摄入。因在晨起和餐后结肠活动最活跃,建议患者在晨起或餐后 2 小时内尝试排便,排便时要集中精力,减少外界因素的干扰,逐渐建立良好的排便习惯。对于久病卧床、运动少的老年患者,适度运动对排便有利[19]。应用阿片类药物止痛时宜常规合并应用缓泻剂,阿片类药物增加剂量时,缓泻药物剂量也相应增加(出自 NCCN 指南)。

(2) 治疗便秘的药物选择

1) 便秘的初始治疗:调节饮食,包括补充纤维素与液体;渗透性泻药,如聚乙二醇和乳果糖;刺激性泻药,如比沙可啶,在短期内作为二线药物治疗便秘是合理的;当饮食调节和应用渗透性泻药和刺激性泻药均无效时,可考虑应用治疗便秘的新药,如鲁比前列酮和利那洛肽;生物反馈是症状性盆底功能失调的一线治疗方法;心理治疗,功能性便秘与焦虑、抑郁有密切关系,应加强心理治疗,对于伴有明显焦虑、抑郁和睡眠障碍的患者,需要选择抗焦虑药、抗抑郁药治疗;针灸按摩推拿治疗,采用骶神经刺激可治疗经内科综合治疗无效、无肛门括约肌解剖改变的顽固性便秘[20]。

2) 外周阿片受体拮抗剂:①溴甲纳曲酮,溴甲纳曲酮是纳曲酮的四价 *N*- 甲基衍生物,极性增加,脂溶性降低,无法通过血脑屏障,故不影响阿片类药物的中枢镇痛作用;②阿维莫泮,可选择性抑制胃肠道阿片受体,不会降低阿片受体激动剂的中枢镇痛作用,故不影响阿片类药物全身性用药的镇痛作用,安全性和耐受性良好。

8. 注意事项

(1)直肠栓剂和/或灌肠剂禁用于中性粒细胞减少或血小板减少症患者[21]。

(2)磷酸钠、盐溶液、自来水灌肠注意观察是否可能出现电解质异常。

(3)口服磷酸钠慎用于急性肾功能不全的患者。

(二)恶心、呕吐

1. 恶心、呕吐的发生率及机制　恶心、呕吐的发生率 15%~30%[22]。机制为呕吐中枢接受来自阿片、大麻素、5-HT$_3$、5-HT$_4$、多巴胺 D$_2$、胆碱能及组胺等多种受体组成的化学感应带的刺激是阿片类药物导致恶心、呕吐的主要原因[23]。

2. 恶心、呕吐的特点　恶心、呕吐一般发生于用药初期,症状 3~7 天内能缓解。随着用药时间的延长逐渐耐受,耐受的机制包括受体的下调机制、受体的磷酸化机制、受体的选择性偶联机制[24]。

3. 恶心、呕吐的归因分析　引起恶心、呕吐的原因是多方面的,当患者出现恶心、呕吐时首先应进行归因分析对因治疗。引起恶心、呕吐的原因除阿片类药物之外,还包括以下几个方面:

(1)疾病因素:糖尿病、中枢神经系统病变、高钙血症、肠梗阻等。

(2)治疗因素:放疗、化疗、其他药物治疗等。

(3)心理因素:焦虑、恐惧引起的预期性恶心、呕吐。

4. 恶心、呕吐的分级标准　根据 NCI-CTC(美国国立癌症研究所通用毒性标准):

（1）恶心的分级

0 度:无恶心。

Ⅰ度:可进食,食量正常。

Ⅱ度:食量明显下降,但可进食。

Ⅲ度:不能进食。

（2）呕吐的分级

0 度:无呕吐。

Ⅰ度:24 小时内 1 次。

Ⅱ度:24 小时内 2~5 次。

Ⅲ度:24 小时内 6~10 次。

Ⅳ度:24 小时内 >10 次或需输液。

5. 恶心、呕吐的全面评估 患者出现恶心、呕吐之后需要进行全面的评估,评估的内容包括:恶心、呕吐是什么时间开始的? 一天内发生的频率是多少? 恶心、呕吐的程度如何? 呕吐前是否伴有恶心? 诱发因素(如气味、进食、焦虑等)有哪些? 缓解因素(如放松、睡眠等)有哪些? 是否伴随有其他症状(如腹痛、腹胀、头痛、眩晕等)? 曾使用的治疗药物、疗效和不良反应如何? 是不是恶心、呕吐的高危人群(如女性,不吸烟者,既往出现恶心、呕吐者)?[25]

6. 临床常用镇吐药分类

（1）多巴胺受体拮抗剂:甲氧氯普胺等。

（2）5-HT$_3$ 受体拮抗剂:格拉司琼、帕洛诺司琼等。

（3）糖皮质激素:地塞米松等。

（4）NK-1 受体拮抗剂:阿瑞匹坦、福沙匹坦、奈妥匹坦等。

（5）抗精神病药:氟哌啶醇、奥氮平、氯丙嗪等。

（6）苯二氮䓬类药物:地西泮、劳拉西泮等。

（7）抗组胺药:苯海拉明、异丙嗪等。

（8）抗胆碱药：东莨菪碱等。

7. 恶心、呕吐的预防和治疗 首先确保患者持续排便，对于既往使用阿片类药物出现恶心、呕吐的患者，推荐预防性使用镇吐药。

（1）推荐以 5-HT$_3$ 受体拮抗剂、地塞米松或氟哌啶醇中的一种或两种作为首选预防用药。第二代 5-HT$_3$ 受体拮抗剂帕洛诺司琼受体亲和力是第一代的 30~100 倍，药物血浆半衰期长达 40 小时，其发生中枢神经系统病变风险较低，可用于急性和延迟性恶心、呕吐的预防和治疗。

（2）如果仍发生恶心、呕吐，可联合另外一种药物，或对顽固性恶心、呕吐加用小剂量吩噻嗪类药物（如氯丙嗪）、抗胆碱药（如东莨菪碱）或阿瑞匹坦。

（3）已证明增加单一镇吐药的剂量治疗效果增加有限，而联合使用不同作用机制的药物可发挥相加或协同作用。

（4）对患有肠梗阻的患者，考虑口服奥氮平崩解片，每日 2.5~5mg，和典型抗精神病药（如氟哌啶醇）相比，奥氮平锥体外系统反应较低。

（5）可以考虑地塞米松治疗恶心、呕吐。

（6）大约 20% 的患者可以出现预期性恶心、呕吐，可使用行为疗法、系统脱敏疗法、指导性想象催眠进行治疗。抗焦虑药劳拉西泮和阿普唑仑可以用于预期性恶心、呕吐治疗[26]。

8. 注意事项

（1）甲氧氯普胺不能用于乳腺癌患者恶心、呕吐的预防和治疗，原因是甲氧氯普胺可以促进催乳素分泌，促使乳腺发育，乳腺癌患者使用甲氧氯普胺有增加乳腺癌复发的风险。

（2）由于 5-HT$_3$ 受体拮抗剂中枢神经系统的不良反应发生风险低，可以作为替代治疗，应用时需注意便秘的问题。

（三）尿潴留

1. 尿潴留的特点　与镇痛治疗有关的尿潴留通常发生率低于 5%。某些因素可能增加尿潴留发生的危险性，如老年患者且同时使用镇静药、腰椎麻醉术后、合并前列腺增生症等。在腰椎麻醉术后，使用阿片类药物发生尿潴留的危险率可能增加至 30%；同时使用镇静药的患者尿潴留发生率为 20%[27]。

2. 尿潴留的发生机制　阿片类药物部分抑制刺激膀胱的副交感神经，降低膀胱对充盈的感知；同时通过交感神经的过度刺激使膀胱括约肌张力增加从而导致尿潴留[28]。

3. 预防措施　避免同时使用镇静药；避免膀胱过度充盈；给患者良好的排尿时间和空间。

4. 治疗措施

（1）非药物治疗措施：可给予流水诱导疗法、会阴部冲灌热水法或膀胱区轻按摩等诱导患者自行排尿，诱导排尿失败时可考虑导尿。

（2）药物治疗措施

1）α受体拮抗剂：可作用于膀胱括约肌与三角肌中的 α 受体，发挥抗肾上腺素能神经的作用，抑制胆碱酯酶的生成，直接起到松弛膀胱平滑肌的作用，促进排尿。常用药物包括特拉唑嗪或坦索罗辛[29]。

2）外周阿片受体拮抗剂溴甲纳曲酮：溴甲纳曲酮可显著改善尿潴留而不影响镇痛效果。

3）新斯的明可刺激胆碱酯酶活性，促进膀胱平滑肌收缩，增强膀胱肌兴奋性，恢复膀胱功能从而治疗尿潴留[30]。

（四）谵妄

阿片类药物引起谵妄的发生率为 5%~10%[31]。晚期癌症患者有很多因素可能导致精神症状,尤其是在生命即将结束的最后 1 周。对于谵妄的治疗除了评估药物因素之外,还要评估是否与感染、高钙血症、中枢神经系统病变、肿瘤转移等因素有关。可以使用精神类药物来缓解症状,如:

氟哌啶醇:0.5~2mg,每 4~6 小时口服或静脉用药。

奥氮平:2.5~5mg,每 6~8 小时口服或舌下含服。

利培酮:0.25~0.5mg,每天 1~2 次口服。

（五）瘙痒

皮肤瘙痒的发生率非常低,一般来说对于皮脂腺萎缩、皮肤干燥、黄疸、糖尿病患者使用阿片类药物更易出现瘙痒。

1. 预防措施　进行皮肤护理,保持皮肤湿润,使用润肤露、凡士林等;保持内衣质地的松软,可选用纯棉制品,避免搔抓、刺激皮肤。

2. 治疗措施

（1）如果出现瘙痒,评估瘙痒的其他原因,如其他药物引起的瘙痒。如果瘙痒持续存在,考虑在镇痛方案中增加小剂量混合激动 - 拮抗剂:纳布啡 0.5~1mg,按需每 6 小时静脉给药。

（2）考虑持续滴注纳洛酮,0.25μg/(kg·h),最大可调至 1μg/(kg·h),以减轻瘙痒且不减弱镇痛效果。

（3）使用抗组胺药,如西替利嗪,5~10mg,口服,每天 1 次;苯海拉明,每次 25~50mg,静脉或口服给药,每 6 小时 1 次;或异丙嗪,每次 12.5~25mg 口服,每 6 小时 1 次;或羟嗪,每次 25~50mg,通过口服或肌内注射给药。

（六）过度镇静

过度镇静多见于阿片类药物治疗初期、加大剂量或联合使用抗惊厥药、镇静药治疗期间。1~3 天后症状多自行缓解。初始使用阿片类药物镇痛治疗数天内的过度镇静状态可能与理想控制疼痛后补偿睡眠有关。如果患者出现明显的过度镇静,首先应排除引起过度镇静的其他原因,如中枢神经系统病变、其他引起过度镇静的药物、高钙血症、脱水、缺氧、感染等。

1. 预防措施　根据患者疼痛程度、合并症和一般状况等,制订个体化镇痛方案,避免过度镇静的发生。

2. 治疗措施

（1）评估导致过度镇静的其他原因。

（2）可减少每次给药剂量,增加给药频率,以降低阿片类药物峰浓度,如果疼痛可以在较低剂量情况下得到控制可减少阿片类药物剂量。

（3）过度镇静的药物治疗

咖啡因:每 6 小时口服 100~200mg。

哌甲酯:每次 5~10mg,每天 1~3 次。

右苯丙胺:5~10mg 口服每天 1~3 次。

莫达非尼:每天 100~200mg。

3. 注意事项

（1）如果使用中枢神经兴奋剂治疗过度镇静,则仅在早晨和午后使用,以避免夜间失眠。

（2）如果在更换了阿片类药物治疗以及采取上述措施后,过度镇静仍然存在,应重新评估过度镇静的原因和严重程度。

（3）如果患者睡眠不足与疼痛控制不佳有关,调整镇痛药改善疼痛控制后患者可能会出现 2~3 天的补

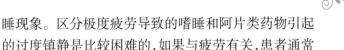

睡现象。区分极度疲劳导致的嗜睡和阿片类药物引起的过度镇静是比较困难的,如果与疲劳有关,患者通常可以被唤醒,尽管这可能需要一些努力。

(七)运动和认知受损

研究表明,稳定剂量的阿片类药物(>2周)不太可能对精神运动和认知功能产生影响,但是在镇痛和滴定过程中应监测这项功能。

(八)呼吸抑制

呼吸抑制发生率为 0.5%[32],风险因素包括打鼾史、下颌后缩、先天的心/肺疾病或功能障碍、同时服用镇静药等[33]。呼吸抑制主要表现为呼吸频率减慢、呼吸变浅、通气量减少、口唇发绀等。心电监护可出现氧饱和度下降,血气分析可出现动脉血氧分压和血氧饱和度下降,二氧化碳分压升高。

1. 呼吸抑制的特点

(1)心肺储备受损患者更易发生呼吸抑制。

(2)高碳酸血症发生在缺氧前。

2. 治疗措施 如果阿片类药物引起呼吸抑制,首先要保持呼吸道通畅,可使用纳洛酮,但谨慎使用拮抗剂,用 9ml 生理盐水稀释 1 安瓿纳洛酮(0.4mg/ml),稀释后总体积为 10ml。每 30~60 秒给药 1~2ml(0.04~0.08mg),直到症状改善,但要做好重复给药准备,因为阿片类药物的半衰期通常比纳洛酮要长(血浆半衰期为 30~80 分钟)。

3. 注意事项

(1)如果 10 分钟内无效且纳洛酮总量达到 1mg,考虑导致神志改变的其他原因。

(2)如需解救半衰期长的阿片类药物导致的呼吸抑制,考虑纳洛酮输注。

（3）密切监测疼痛再次出现的情况,因为阿片类药物在解救过程中代谢,这可能需要谨慎给予额外的阿片类药物。

（九）肌阵挛

由于阿片类药物阻断了起源于皮质的抑制性运动神经通路而引起肌阵挛,典型的临床表现为患者颈、胸、腰背部等全身肌肉紧张、痉挛。肌阵挛可能偶与阿片类药物治疗有关,其发生率:椎管内给药 > 静脉 > 口服。当阿片类药物和选择性 5- 羟色胺再摄取抑制剂联用时会增加肌阵挛的发生风险。治疗措施如下:

1. 首先进行归因分析,评估引起肌阵挛的其他原因。

2. 加用苯二氮䓬类药物通常可以减轻肌阵挛,如地西泮、氯硝西泮或咪达唑仑等。

3. 具有肌松作用的药物也可以减轻肌阵挛,如丹曲林钠。

（罗素霞）

第八节 阿片类药物的转换

一、转换原则

对阿片类镇痛药的转换,即在合理滴定药物剂量的前提下,首选的阿片类药物不能在疗效和不良反应方面达到最佳平衡时,需要换用为另一种阿片类药物镇痛治疗[8]。阿片转换的药效学理论基础是各种阿片类药物之间存在不完全交叉耐受性。NCCN 成人癌痛临床实践指南[34]同样认为阿片类药物不良反应明显,

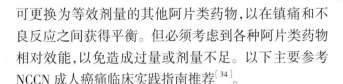

可更换为等效剂量的其他阿片类药物,以在镇痛和不良反应之间获得平衡。但必须考虑到各种阿片类药物相对效能,以免造成过量或剂量不足。以下主要参考NCCN成人癌痛临床实践指南推荐[34]。

二、转换方法

(一)从一种阿片类药物转换为另一种阿片类药物

1. 计算有效控制疼痛所需服用的目前阿片类药物的24小时总量。

2. 计算出新阿片类药物的等效剂量(参考表7-1进行转换)。

3. 考虑到不同阿片类药物之间的不完全性交叉耐受,如之前的疼痛控制有效,并且患者阿片类耐受,可将新转换的药物减量25%~50%给予,第一个24小时内给予即释阿片类药物充分、快速地按需滴定,以达到镇痛效果。如果之前的剂量无效,可给予100%的等效镇痛剂量或加量25%。

4. 由于芬太尼目前没有临床研究数据推荐芬太尼转移为口服吗啡的具体比例,建议重新滴定。

5. 对于口服阿片类药物,将每天需要的新阿片类药物剂量按所需的给药次数平分(如常规口服吗啡需每4小时服用1次,即分为6份;吗啡缓释制剂每12小时用药1次,即分为2份)。

6. 对于黏膜型芬太尼转化为其他阿片类药物或者不同黏膜型阿片类药物之间转换,目前缺乏数据支持。使用不同黏膜剂型时参考药物说明书。

7. 转换时需考虑肾功能不全患者的不同阿片类药物清除率的不同。

表 7-1 常用阿片类药物剂量换算表[34]

阿片类药物	非胃肠给药	口服	静脉：口服	持续时间
吗啡	10mg	30mg	1：3	3~4h
氢吗啡酮	1.5mg	7.5mg	1：5	2~3h
芬太尼	0.1mg	—	—	
美沙酮	—	—	—	
羟考酮	—	15~20mg	—	3~5h
氢可酮	—	30~45mg	—	3~5h
羟吗啡酮	1mg	10mg	1：10	3~6h
可待因	—	200mg	—	3~4h
曲马多	100mg	300mg	1：3	
他喷他多	—	75~100mg		

注：曲马多片或胶囊单次剂量不超过100mg，每天最大剂量为400mg（75岁以上老年人最大剂量300mg/d，肾损害患者最大剂量200mg/d），缓释曲马多最大剂量300mg/d。他喷他多缓释配方的每天最大剂量为500mg，或即释配方600mg（较低剂量推荐用于中度肝损伤，避免严重损害）。

例1：口服吗啡片转换为羟考酮缓释片

一例经盐酸吗啡片 24 小时滴定结束的患者，如转换为盐酸羟考酮缓释片给药：

（1）确定之前 24 小时该患者使用的盐酸吗啡片剂量：10mg×4 次 =40mg/d，因此该患者 24 小时共使用盐酸吗啡片 40mg。

（2）根据表 7-1 计算羟考酮的等效剂量（如疼痛控制佳可减量 25%~50%，如控制欠佳可 100%~125% 转换），以下按 100% 转换：40mg 吗啡 =20mg 羟考酮。

（3）将盐酸羟考酮的剂量分为每 12 小时单次剂量：24 小时共计 20mg 盐酸羟考酮缓释片，则每次口服

10mg,每 12 小时给药 1 次。

例 2:静脉吗啡转换为静脉氢吗啡酮

一例正在接受吗啡 8mg/h 静脉给药的患者,如转换为氢吗啡酮静脉给药:

（1）确定当前 24 小时该患者静脉使用的吗啡总剂量,即:8mg/h×24h=192mg。

（2）根据表 7-1,计算静脉氢吗啡酮的等效剂量:静脉吗啡 10mg= 静脉氢吗啡酮 1.5mg;静脉吗啡 192mg=28.8mg 静脉氢吗啡酮 ÷24h=1.2mg/h 静脉用氢吗啡酮。

（3）如果静脉吗啡疼痛控制良好（1.2mg/h）,静脉氢吗啡酮的剂量可减低 25%~50%。降低 25%,则 1.2mg/h×0.75=0.9mg/h 静脉用氢吗啡酮;降低 50%,则 1.2mg/h×0.5=0.6mg/h 静脉用氢吗啡酮。

如果静脉用吗啡效果不佳,可使用 100% 等效剂量氢吗啡酮或加量 25%。加量 25%,则 1.2mg/h×1.25=1.5mg/h 静脉氢吗啡酮。

（二）由阿片类药物转换为芬太尼透皮贴剂、美沙酮

1. 转换为芬太尼透皮贴剂

（1）转换方法:均需转换为 24 小时口服吗啡总量后根据比例转换为芬太尼透皮贴剂,转换系数如下:24 小时口服吗啡 200mg= 释放速率为 100μg/h 的芬太尼透皮贴剂。目前临床数据有限,不推荐该转换系数用于芬太尼转换为口服吗啡。

（2）芬太尼透皮贴剂的特别注意事项

1）使用芬太尼贴剂前,应当已经使用短效阿片类药物对疼痛进行了相对良好的控制。对于需要经常调整剂量的不稳定癌痛,不建议使用芬太尼透皮贴剂。仅阿片类药物耐受的患者使用芬太尼透皮贴剂。

2）发热或局部热疗（如烤灯、电热毯等）可加速芬太尼透皮贴剂的吸收，是使用芬太尼透皮贴剂的禁忌。

3）芬太尼透皮贴剂不能刺破或裁剪使用。

4）在最初的 8~24 小时内，仍可能需要吗啡或其他短效阿片类药物处理爆发痛的发生。

5）疼痛达到稳定状态至少 2~3 天，可根据每天的阿片类药物剂量调整芬太尼透皮贴剂的剂量，然后可继续爆发痛处理。

6）由肠外给药芬太尼转换为芬太尼透皮贴剂时，合适的转换比率为 1∶1，即肠外给药芬太尼的每小时 μg 数等于芬太尼透皮贴剂每小时的 μg 数。某些患者可能需要对芬太尼透皮贴剂的剂量进行进一步滴定。

7）芬太尼透皮贴剂镇痛效果的维持时间为 72 小时，但是某些患者可能需要每 48 小时即更换。

例 3：口服吗啡缓释片转换为芬太尼透皮贴剂

一例正在接受口服 30mg 盐酸吗啡缓释片，每 12 小时给药 1 次治疗的患者，如转换为芬太尼透皮贴剂：

（1）计算目前 24 小时口服盐酸吗啡缓释片的总剂量，即：$30mg \times 2 = 60mg$。

（2）根据上述换算系数（200mg/24 小时口服吗啡 =100μg/h 芬太尼透皮贴剂），60mg/24 小时口服吗啡 ≈30μg/h 的芬太尼透皮贴剂；根据芬太尼透皮贴剂的可选剂型，12μg/h（2.1mg/ 贴）、25μg/h（4.2mg/ 贴）、50μg/h（8.4mg/ 贴）、75μg/h（12.6mg/ 贴），本例 24 小时口服 60mg 吗啡可转换为释放速率为 25μg/h 的芬太尼透皮贴剂，即 4.2mg 贴剂。

2. 转换为口服美沙酮

（1）换为口服美沙酮方法

1）计算患者当前 24 小时口服吗啡的总剂量（或

转换为等效剂量的口服吗啡)。

2)根据口服吗啡的剂量,使用表 7-2 确定合适的剂量转换率,并计算口服美沙酮的剂量。该表转换率不适合美沙酮转换为其他阿片类药物。因美沙酮转换的复杂性,需注意个体化差异,并建议使用前征求熟悉美沙酮用药的癌痛专家的意见。

3)鉴于不完全交叉耐药、剂量转换率差异以及患者个体差异,计算所得的口服美沙酮等效剂量应减少50%。

4)将每天口服美沙酮的剂量分为 3 或 4 次给药。

表 7-2　24 小时口服吗啡转换口服美沙酮比例[34]

口服吗啡 /mg	剂量转换比例 (24h 口服吗啡∶口服美沙酮)
30~90	4∶1
91~300	8∶1
300~600	10∶1
600~800	12∶1
800~1 000	15∶1
>1 000	20∶1

注:如果相当于每天吗啡等效剂量 >400mg,建议咨询癌痛治疗专家。美沙酮每天最大剂量不超过 240mg。

(2)口服美沙酮转换注意事项

1)美沙酮具有长而可变的半衰期,其转换率随患者长期使用的吗啡(或其他阿片类药物)的剂量而变化。吗啡的剂量越高,美沙酮的效力越强。如果不熟悉美沙酮用法,建议咨询疼痛或姑息性治疗专家。

2)可与美沙酮发生相互作用的药物范围明显广

于其他阿片类药。开始美沙酮治疗前,应观察每个患者的这类药物相互作用。

3) 美沙酮通常使用规格为 5mg 和 10mg 的片剂。

4) 每 5~7 天可上调美沙酮的剂量,通常每次增加 5mg。

5) 美沙酮通常在规律剂量治疗下可按需使用短效阿片类药物。

6) 由于美沙酮具有延长 QTc 间期的作用,QTc>500ms 的患者禁用美沙酮,QTc 间期 450~500ms 则建议转换为其他阿片类药物。美沙酮剂量 30~40mg/d, 或再次使用 >100mg/d,以及患有心脏疾病的患者,或已知正在服用其他延长 QTc 间期药物(包括三环类抗抑郁药)的患者,除了用药前心电图的检查外,建议随访定期复查心电图。

例 4:口服吗啡转换为口服美沙酮

一例正在接受盐酸吗啡片 30mg 每 4 小时口服 1 次治疗的癌痛患者,如转换为口服美沙酮:

(1) 计算患者 24 小时口服吗啡的总剂量,即:30mg × 6=180mg。

(2) 根据表 7-2 计算 24 小时口服美沙酮的等效剂量,即:180mg(吗啡) ÷ 8=22.5mg(美沙酮)(对于 180mg 口服吗啡:口服美沙酮的剂量转换率为 8:1)。

(3) 鉴于不完全交叉耐药、剂量转换率差异以及患者个体差异,计算所得的口服美沙酮等效剂量减少 50%, 即:22.5mg × 0.5=11.25mg ≈ 15mg(24 小时口服美沙酮)。

(4) 将每天口服美沙酮的剂量分为 3 次给药,即:将 15mg/24 小时的美沙酮分为 3 次口服,相当于每次口服 5mg 美沙酮,每 8 小时 1 次。

（三）大剂量阿片类药物转换

阿片类药物使用剂量个体差异较大，如吗啡，使用剂量主要因素与以下几方面有关[35]：①药物的吸收、生物利用度、药物在体内分布和蛋白结合、肝及肝外的代谢、机体对药物的清除等；②吗啡药代动力学进一步受以下因素影响，年龄、疾病的不同阶段；③遗传因素导致对吗啡的反应不同。有数据显示接受临终关怀的患者常常需要应用大剂量阿片类药物镇痛治疗，男性和年轻的患者，以及肺癌、胃肠道肿瘤以及骨转移、盆腔转移的患者更常见。

目前国际上采用的是 Edmonton 系统分类法[35]，将吗啡的口服剂量分为三个等级，①低剂量组：吗啡口服日剂量 <60mg；②中剂量组：吗啡口服日剂量 60~300mg；③大（高）剂量组：吗啡口服日剂量 >300mg。其他阿片类药物可以换算为吗啡剂量类似分组。

接受中、大剂量阿片类药物治疗的患者，在药物转换时往往需要下调 25%~50% 的剂量，缓慢调整剂量，密切监测，避免过量。

（张沂平）

第九节 特殊人群的阿片类药物的合理应用

阿片类药物的吸收、代谢、清除以及药代动力学参数在一些特殊人群中（如老年、儿童、肝肾功能不全、恶性肠梗阻等癌痛患者）可发生较大改变导致阿片类药物的过量。因此，针对这类人群合理选择和使用阿片类药物，提高阿片类药物临床应用的安全性尤为重要。

一、老年癌痛患者

随着人口老龄化的到来,我国已逐步迈入老龄化社会。根据 WHO 定义,亚太地区年龄≥60 岁者被称为老年人。我国实行健康档案以来对老年人的定义是≥65 岁。《中国统计年鉴 -2018》数据显示:截至 2017 年底,我国总人口约为 13.9 亿,其中≥65 岁年龄组人口比例已达 11.4%[36]。老年人是癌症的好发人群,且老年恶性肿瘤患者基础疾病多,身体耐受性差,机体功能、认知功能减退,往往沟通困难,因此老年癌痛患者的镇痛治疗较一般成人更为复杂多变。

1. 老年癌痛患者的特点　老年患者小肠有效吸收面积下降 30%,使药物吸收时间延长;体内水分减少,脂肪增加,脂溶性药物分布容积增加;肝血流下降 50% 左右,导致药物半衰期延长;肾小球滤过率下降约 20%,药物排泄缓慢,药物相关不良反应可能增加。老年癌痛患者常常伴随其他慢性疼痛的合并症,如关节炎、骨质疏松、胆囊炎、糖尿病、肩背痛等。此外,老年患者对疼痛的感知易受各种内外因素的影响,一天之内疼痛的等级评分波动明显,常常合并主诉轻、体征不典型;过分担心药物不良反应,对镇痛药使用的顺应性差;如伴有认知障碍,可造成对癌痛的准确评估困难。以上诸多因素使得老年癌痛患者的镇痛治疗具有一定的特殊性和难度。而对老年癌痛患者的全面正确评估,是合理使用阿片类药物的重要前提。

2. 老年癌痛患者的疼痛评估　最常用的疼痛评估量表是视觉模拟评分法(Visual Analogue Scale,VAS)[37],应用最为普遍,可靠性强,简单易行;数字等级评定量表(Numerical Rating Scale,NRS)[38]是患者主观评估疼痛严重程度,适用于无意识障碍且语言表达正常的患者,对沟通障碍、数字概念不清楚的老年人不适用;Wong-Baker面部表情疼痛量表[39]适用于交流困难、意识不清或不能用言语准确表达的老年患者,但因仅根据面部表情评估,易受情绪、环境等因素的影响;面部表情疼痛量表(Faces Pain Scale,FPS)[40]结合了主观和客观指标对疼痛进行分级评估,适合于老年患者,特别是身体虚弱的老年患者。在临床上,老年癌痛患者的评估不仅需要明确疼痛的病因和相关因素,而且需要考虑疼痛对身体功能和生活质量的影响,选择合适的疼痛评估系统可以更准确地评估老年癌痛患者疼痛情况,选择合适的治疗方案。

3. 老年癌痛患者的治疗 2002年美国老年协会(American Geriatrics Society,AGS)老年人持续性疼痛治疗指南指出,应首选无创途径中的口服给药;初始使用应低剂量开始,缓慢进行剂量调整;具备充足的药物评估间期;为了平衡疗效与不良反应,需持续监测评估;必要时转换为阿片类药物[41]。

(1)非阿片类药物:老年癌痛患者应谨慎或尽量避免使用非甾体抗炎药[42]。NSAIDs的常见不良反应包括胃肠道溃疡和出血、肾功能减低和抑制血小板聚集等。老年患者是NSAIDs肾毒性和胃肠道不良反应的高危人群。肝肾功能的不良反应大于青壮年;消化道黏膜出血风险更高;选择性COX-2抑制剂会带来心血管安全问题。因此NSAIDs药物选择时须慎重。

(2)阿片类药物:老年癌痛患者应根据体重、器官功能、伴发疾病和合并用药,制订个体化治疗方案。首选使用便利和经济、疗效确切、易于剂量调整、易被患者接受的阿片类药物和给药途径。通常老年癌痛患者阿片类药物合理的起始剂量为正常成年人的 30%~50%,剂量滴定和调整时加量需缓慢,通常 25%~50% 加量,逐渐达到一个满意的镇痛剂量。对于重度癌痛患者,滴定及加量时需密切监测疼痛程度及不良反应[43]。在选择阿片类药物前要注意老年患者肝、肾功能及药物的代谢特点,首选不产生活性代谢产物的短效药物,从短效口服制剂开始,逐渐过渡到使用长效制剂。羟考酮、氢吗啡酮、美沙酮、芬太尼代谢产物都是基本无活性的,受肝肾影响相对较小,但对中重度肝肾功能不全者须减量、慎用或禁用(详见本章肝肾功能不全者阿片类药物的合理应用)。

老年患者对镇痛药不良反应的耐受性较年轻人差,如果对一种阿片类药物出现不能耐受的不良反应,因为药物之间存在不完全交叉耐受,可转换为另一种阿片类药物,或通过联合辅助治疗药物,减少阿片类药物的剂量,以减轻药物不良反应[44]。

(3)不良反应:老年癌痛患者使用阿片类药物的不良反应具有以下特点。

1)便秘:便秘在老年患者中更常见,程度更重,这与老年患者的胃肠动力差有关,可常规预防性地给予适当的缓泻药,必要时加用胃肠动力药。

2)过度镇静和认知障碍:虚弱的老年患者易出现,应用阿片类药物应减量或停止使用中枢性镇静药,以防过度镇静。推荐采用帕塞罗阿片类药物引起的镇静量表(Pasero Opioid-induced Sedation Scale,POSS)[45](表 7-3),有助于早期发现使用阿片类药物的老年癌痛患者的过度镇静并及时处理。

表 7-3 帕塞罗阿片类药物引起的镇静量表（POSS）

S=Sleep 睡眠状态,但容易唤醒
可接受;不需处理;如果需要可以增加阿片类药物
镇静指数 =1:清醒,焦虑
不需处理;如果需要可以增加阿片类药物
镇静指数 =2:轻度嗜睡,容易唤醒
注意观察,暂不需处理;如果需要可以增加阿片类药物,但需密切监测
镇静指数 =3:经常嗜睡,可被唤醒,在与人交谈时睡着
密切监测呼吸和镇静情况,直到患者镇静指数 <3,呼吸正常;通知处方医生或麻醉医生,阿片类药物需减量 25%~50%;考虑换用非镇静、非阿片类药物,如果没有禁忌证,可考虑使用对乙酰氨基酚或 NSAIDs 等
镇静指数 =4:昏睡,对语言或身体刺激反应微弱或无反应
停用阿片类药物;考虑纳洛酮解救;通知处方医生或麻醉科医生;密切监测呼吸和镇静情况,直到患者镇静指数 <3,呼吸正常

3）老年癌痛患者使用阿片类药物时,应注意肝肾功能不全、高钙血症、代谢异常、合用中枢性镇静药物等因素诱发和导致药物不良反应增加。

总之,应重视老年患者阿片类药物的不良反应,并评估药物依赖性,平衡阿片类药物及其他治疗的效果和潜在风险,出现不可耐受的不良反应时应减量、轮替或停用阿片类药物。

二、儿童癌痛患者

疼痛是儿童癌症发生、发展、诊断、治疗等过程中最常见的症状之一,也是患儿产生惊慌恐惧的最主要原因。几乎所有的癌症患儿在其病程中都会经历疼痛,其中 50% 以上患儿在某一时刻会有重度疼痛[46]。

儿童癌症治疗往往是一个长期的过程,而疼痛又是伴随患儿诊断、治疗整个过程的最大痛苦,由此引起的恐惧和焦虑,往往使得治疗不能坚持下去。因此,儿童癌痛治疗过程应包括从诊断检查、治疗到临终关怀整个过程。

1. 儿童癌痛患者的评估　根据 NCCN 儿童癌痛临床实践指南[47]进行儿童癌痛评估:因不同年龄段儿童认知水平及顺应性不同,采用相应不同的评估方法。疼痛程度以分值表示:0 为无疼痛,1~3 为轻度疼痛,4~6 为中度疼痛,7~10 为重度疼痛。

12 岁以上儿童采用数字评估法,将疼痛程度分为"0、1、2、3、4、5、6、7、8、9、10"分,"0"表示"没有疼痛","10"表示"能想象得到的最为严重的疼痛"让患儿根据自己的疼痛感受选择其中一个数值。

3~12 岁儿童采用面部表情疼痛量表[39](图 7-2),根据患儿面容估算疼痛程度,将疼痛面容以 6 张脸谱表示(分别为脸谱 0、2、4、6、8、10),脸谱 0 表示"没有疼痛",脸谱 10 表示"能想象得到的最为严重的疼痛"。

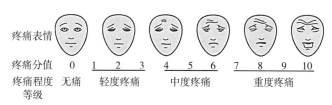

图 7-2　面部表情疼痛量表

3 岁以下儿童或其他原因不能自诉的患儿采用儿童疼痛行为量表(The Face,Legs,Activity,Cry,Consolability Scale,FLACC 量表),观察颜面、下肢表现、全身活动、哭叫、可安慰性 5 类行为指标,每一类行为指标分值为 0~2 分,观察评估后将每项观察指标的分值累加,总分为 0~10 分(表 7-4)。根据分值将患儿的疼痛分为轻度(1~3 分)、中度(4~6 分)和重度(7~10 分)。这个年龄段的儿童不能自主评估疼痛,需加强对家长及看护者进行癌痛知识的宣教,使其掌握疼痛评估方法,协助患儿的疼痛评估以及不良反应的观察。

表 7-4　3 岁以下或不能自诉患儿疼痛评分表(FLACC)[47]

	评分		
	0	1	2
面部表情(Face)	无特别表情或者有笑容	偶尔出现怪表情,或皱眉、孤僻、冷漠	频繁发生持续的下颌抽动,牙关紧闭
下肢表现(Legs)	通常的姿势或放松的状态	不安或紧张的状态	踢腿或卷曲
全身活动(Activity)	静卧,通常姿势,活动轻松	扭动,翻来覆去,紧张的状态	身体屈曲、僵硬或痉挛
哭叫(Cry)	不哭闹	呻吟或抽泣;偶有抱怨	哭闹,尖叫,频繁抱怨
可安慰性(Consolability)	满意的,放松的	可通过抚摸、拥抱或说话分散注意力	难以安抚

2. 儿童癌痛患者的治疗

(1)治疗原则:目前 2012 版 WHO 儿童疾病持续疼痛的药物治疗指南[48]中是采用的"两步法"止痛原则,轻度疼痛(0~3 分)可选择非甾体抗炎药 ± 辅助药物;中重度疼痛(4~10分)可选用阿片类药物 ± 非阿片类药物 ± 辅助药物。与1986年WHO《癌症三阶梯止痛指导原则》不同的是,两步法中的中度疼痛可直接选择低剂量强阿片类药物治疗。弱阿片类药物可待因被口服后可在肝通过细胞色素P450(CYP2D6)转化为吗啡。在胎儿中,CYP2D6是失活的,或者少于成人的1%,婴儿出生后CYP2D6开始增多,但5岁之前都不会超过成人的25%。因此,儿童使用可待因止痛效果不佳,指南不推荐可待因用于儿童止痛治疗。另一弱阿片类药物曲马多,目前没有足够的证据证明其在儿童止痛治疗中的有效性和安全性。

（2）NSAIDs在儿童癌痛患者的合理使用:在WHO儿童疾病持续疼痛的药物治疗指南中根据患者的年龄进行分组,不同年龄段的患儿NSAIDs药物的推荐剂量不同。NCCN儿童癌痛临床实践指南中NSAIDs的使用原则是将体重 <50kg列为儿童组,>50kg则按NCCN成人癌痛临床实践指南推荐剂量来使用(表7-5,表7-6)。

表7-5　WHO儿童疾病持续疼痛的药物治疗指南
NSAIDs药物剂量使用方法1[48]

药物	新生儿 0~29天	婴儿30天~ 3个月	幼儿3~12 个月、儿童 1~12岁	限制剂量
对乙酰 氨基酚	5~10mg/kg, q6~8h	10mg/kg,q4~ 6h	10~15mg/kg, q4~6h*	每天限用4次
布洛芬			5~10mg/kg, q6~8h	儿童: 40mg/(kg·d)

注:* 每次不超过1g。

表 7-6 NCCN 儿童癌痛临床实践指南
NSAIDs 药物剂量使用方法 2[47]

药物名称	小儿剂量（<50kg）	最大剂量 /（kg/d）
对乙酰氨基酚	10~15mg/kg，q4~6h 口服	75mg
萘普生	5~10mg/kg，q12h 口服	20mg
布洛芬	5~10mg/kg，q8~12h 口服	40mg
三水杨酸胆碱镁	10~15mg/kg，q8~12h 口服	

（3）阿片类药物在儿童癌痛患者的合理使用

1）NCCN 儿童癌痛临床实践指南中对于儿童（体重≤50kg）阿片类药物使用剂量详见表 7-7。不推荐使用丙氧氨酚、哌替啶、混合激动 - 拮抗剂、部分激动剂以及安慰剂。

表 7-7 NCCN 儿童癌痛临床实践指南儿童
癌痛阿片类药物使用方法[47]

阿片类药物	口服（每次剂量）	静脉注射（每次剂量）
可待因	0.5~1mg/kg，q4h	NA
氢可酮	0.1~0.2mg/kg，q4h	NA
羟考酮	0.1mg/kg，q3~4h	NA
吗啡	0.3mg/kg，q3~4h	0.1mg/kg，q3~4h
氢吗啡酮	0.02~0.1mg/kg，q3~4h	0.015mg/kg，q4h
芬太尼 *		1μg/kg，q30~60min

注：* 黏膜型芬太尼可用于儿童癌痛治疗。

2）WHO 儿童疾病持续疼痛的药物治疗指南中，不同年龄段的儿童，推荐的阿片类药物不同，且起始剂量也不尽相同。分为三个年龄段：新生儿（详见表 7-8）、1 月至 1 岁婴幼儿（详见表 7-9）、1 岁至 12 岁儿童（详見表 7-10）。

表 7-8　新生儿阿片类药物起始治疗方案及剂量

药物	使用方法	起始剂量
吗啡	静脉注射	25~50μg/kg，q6h
	皮下注射	
	静脉输注	初始静脉 [a]25~50μg/kg，然后 5~10μg/（kg·h），100μg/kg，q6h/q4h
芬太尼	静脉注射 [b]	1~2μg/kg，q2~4h[c]
	静脉输注 [b]	初始静脉 1~2μg/kg[c]，后 0.5~1μg/（kg·h）

注：a. 吗啡需缓慢静脉输注，至少 5 分钟。

b. 新生儿静脉芬太尼的使用是建立在急性癌痛管理和镇静剂量基础上的，非机械通气新生儿芬太尼剂量需要量更低一些。

c. 芬太尼静脉注射需缓慢，至少 3~5 分钟。

表 7-9　婴幼儿（1 月~1 岁）阿片类药物起始治疗方案及剂量

药物	使用方法	起始剂量
吗啡	口服（即释）	80~200μg/kg，q4h
	静脉注射 [a]	1~6 月：100μg/kg，q6h
	皮下注射	6~12 月：100μg/kg，q4h（每次最大剂量 2.5mg）
	静脉输注	1~6 月：起始静脉 50μg/kg，然后 10~30μg/（kg·h） 6~12 月：起始静脉 100~200μg/kg，然后 20~30μg/（kg·h）
	皮下注射	1~3 月：10μg/（kg·h） 3~12 月：20μg/（kg·h）
芬太尼 [b]	静脉注射	1~2μg/kg，q2~4h[c]
	静脉输注	起始静脉 1~2μg/kg[c]，然后 0.5~1μg/（kg·h）
羟考酮	口服（即释）	50~125μg/kg，q4h

注：a. 吗啡静脉注射需缓慢，大于 5 分钟。

b. 婴幼儿芬太尼静脉使用是建立在急性癌痛管理和镇静剂量基础上的。

c. 芬太尼静脉使用需缓慢，至少 3~5 分钟。

表 7-10 儿童(1~12 岁)阿片类药物起始治疗方案及剂量

药物	使用方法	起始剂量
吗啡	口服(即释)	1~2 岁:200~400μg/kg,q4h 2~12 岁:200~500μg/kg,q4h(每次最大剂量 5mg)
	口服(缓释)	200~800μg/kg,q12h
	静脉注射	1~2 岁:100μg/kg,q4h
	皮下注射	2~12 岁:100~200μg/kg,q4h(每次最大 2.5mg)
	静脉输注	初始静脉 100~200μg/kg[a],然后 20~30μg/(kg·h)
	皮下注射	20μg/(kg·h)
芬太尼	静脉注射	1~2μg/kg[b],每 30~60 分钟重复
	静脉输注	初始静脉 1~2μg/kg[b],然后 1μg/(kg·h)
氢吗啡酮	口服(即释)[c]	30~80μg/kg,q3~4h(每次最大 2mg)
	静脉注射[d]或皮下注射	15μg/kg,q3~6h
美沙酮[e]	口服(即释)	100~200μg/kg,q4h,经过 2~3 次后,q6~12h(最初剂量每次不超过 5mg)[f]
	静脉注射[g]和皮下注射	
羟考酮	口服(即释)	125~200μg/kg,q4h(每次最大剂量 5mg)
	口服(缓释)	5mg,q12h

注:a. 吗啡静脉输注需缓慢,大于 5 分钟。

b. 芬太尼静脉使用需缓慢,至少 3~5 分钟。

c. 氢吗啡酮口服与静脉剂量不同,在转换时需要谨慎。静脉转换为口服时,剂量可能需要滴定达到静脉的 5 倍。

d. 氢吗啡酮静脉需缓慢,至少 2~3 分钟。

e. 由于美沙酮药代动力学的复杂性和个体间的差异,美沙酮只能由经验丰富的医师使用。

f. 美沙酮最初应该像其他强阿片类药物一样滴定。在确定有效剂量后,通常需要 2~3 天减量 50%,以防止由于美沙酮积累而产生的不良影响。从那时起,剂量的增加应该在 1 周或以上,最大限度增加 50%。

g. 美沙酮静脉注射需缓慢,至少 2~3 分钟。

儿童癌症疼痛的处理相对于成人癌痛来说更为困难，需要更多的关注。不论是癌痛程度的准确评估，还是药物剂量的准确计算，以及不良反应的及时观察及处理，这些都是儿童癌痛治疗的关键。在治疗中要不断地评估和适应各种情况的变化，从病情的诊断到末期的治疗可能遇到不同的需求，我们必须提高认识和工作能力，掌握儿童癌症疼痛处理中复杂多变的特点。

三、肝功能不全患者

肝是人体最大的实质性器官和消化腺体，多种因素（如病毒、病理和化学物质等）可影响肝实质细胞及肝组织正常结构，引起肝功能不全，使药物的肝代谢受阻而引起意外发生。由于疾病本身及并发症的进展，以及放化疗治疗对内脏器官造成的损害，很多癌症患者同时伴有肝功能不全[37]。阿片类药物的代谢途径主要有氧化和葡糖醛酸反应。大多数的阿片类药物都是通过第一种即细胞色素 P450 氧化系统代谢的。肝功能异常的患者阿片类药物的清除减少，生物利用度增加。第二种化学反应是葡糖醛酸反应，肝内吗啡葡糖醛酸化又是肝转化的主要途径[49]。因此，肝功能不全会对阿片类药物的药代动力学产生严重影响，从而使不良反应发生率上升。肝功能不全患者使用阿片类药物镇痛需谨慎，把握好效果与不良反应之间的平衡点。

1. 肝功能不全患者的判定[50]　1964 年 Child 和 Turcotte 首次提出了肝功能损害分级系统——Child-Turcotte 评分。1973 年 Pugh 对此评分方法改良为 Child-Turcotte-Pugh（CTP）评分，按照病情轻重程度将 5 项指标进一步计为 1、2、3 分（表 7-11）。5 项指标的分值之和为 CTP 分值，5~6 分为轻度肝功能不全，7~9 分为中度肝功能不全,10~15 分为重度肝功能不全。美国食品药品管理局(FDA)和欧洲药品管理局(EMA)发布药物在肝功能不全患者中的药动学研究指南,均推荐使用 CTP 评分评价肝功能不全患者的分级。

表 7-11　CTP 评分方法

变量	1 分	2 分	3 分
肝性脑病(期)	无	1 或 2	3 或 4
腹水	无	易消退	难消退
胆红素 /(g/dl)	<2	2~3	>3
白蛋白 /(g/dl)	>3.5	2.8~3.5	<2.8
凝血酶原时间 /s	<4	4~6	≥6

2. 阿片类药物在肝功能不全癌痛患者中使用注意事项

(1)吗啡:吗啡 90% 通过肝代谢和肾排泄。吗啡代谢在肝内主要与葡糖醛酸结合,代谢产物包括无活性的吗啡 -3- 葡糖苷酸(morphine-3-glucuronide,M3G)和有活性的吗啡 -6- 葡糖苷酸(morphine-6-glucuronide,M6G),M6G 的镇痛强度为吗啡的 2 倍,M3G 几乎无镇痛作用,但会导致神经毒性,如神志不清。肝功能不全患者对吗啡的清除率下降,口服给药后,肝代谢能力下降,首过效应下降,生物利用度增加,有时甚至高达 200%,导致吗啡血药浓度上升,药物蓄积和毒性增加[51]。与此同时,由于肝功能障碍,肝不能及时将吗啡转化为M6G,因此在同等疼痛控制程度下,反而需要增加吗啡的剂量,更易导致吗啡过量和增加吗啡不良反应的发生率[52]。此外,吗啡可提高非酒精性脂肪肝患者空腹胆汁酸水平,尽管这些患者的吗啡代谢不影响,但仍会导致吗啡累积,甚至吗啡中毒[53,54]。吗啡还可导致胆道压力升高甚至胆绞痛,部分肝功能不全患者往往合并有胆道疾病,应尽量避免在这类患者应用长效吗啡。在肝硬化的患者使用吗啡需尤为谨慎,通常需要减量,延迟给药间隔。

阿片类药物最常见和最为持久的不良反应就是便秘,而肝功能不全患者药物代谢减慢可加重便秘的程度。合并肝硬化的老年患者长时间便秘致使胺类代谢产物被肠道大量重吸收从而诱发肝性脑病[55]。总之,对于轻中度肝功能不全患者,在使用吗啡时应严密监测神志等中枢神经系统症状,预防便秘,保证大便通畅,必要时调整剂量和给药间隔时间。

(2)羟考酮:羟考酮的主要代谢物是去甲羟考酮和羟氢吗啡酮,正常状况下,体内的活性中间代谢物羟吗啡酮非常少,因此在轻中度肝功能不全患者中应用羟考酮较吗啡相对安全。与正常人比较,轻中度肝功能不全患者血浆羟考酮和去甲羟考酮的峰值浓度分别增高约50%和20%,药-时曲线下面积(AUC)分别增高约95%和75%,血浆羟氢吗啡酮峰浓度及AUC分别降低15%~50%,消除半衰期延长2.3小时。故轻中度肝功能不全患者应用羟考酮是安全的,必要时调整剂量[37]。在肝衰竭患者中,羟考酮半衰期从6.4小时延长到24.6小时,平均14小时,起效时间推迟到3.5小时[49,56],因此对于重度肝功能不全患者禁用羟考酮。

(3)芬太尼:芬太尼主要通过肝代谢和肾清除,其代谢产物无活性,肝功能下降药物清除延迟,但药代动力学与正常人相比无显著变化。在肝硬化使用芬太尼的患者进行临床药理学研究表明,尽管峰时间和半衰期没有改变,平均最大血药浓度 C_{max} 和 AUC 值却增大了约 35% 和 73%[57]。由于给药后芬太尼半衰期长并且在肝代谢,重度肝损害患者应避免使用。轻中度肝损害患者应避免以过高剂量开始治疗,应从常用剂量的一半开始使用。因此,对于伴有肝功能损害的患者应该仔细监测芬太尼的毒性症状,必要时减量。

（4）可待因:弱阿片类药物可待因本身无镇痛作用,需在肝中代谢为吗啡或 M6G 才发挥止痛功效。因此,肝功能不全,特别是重度肝功能不全患者,可待因无法转化为吗啡或 M6G,其镇痛效果差,故在肝功能不全患者中禁用可待因。

（5）美沙酮:美沙酮主要在肝代谢,由肾及胆汁排泄,与血浆蛋白结合率为 87%~90%。在轻中度肝功能异常的患者中,美沙酮不需减量[49,52]。然而,在严重肝衰竭患者中,因药物的半衰期的延长,美沙酮的使用需谨慎,尽量不使用[51,59]。在低白蛋白血症患者中,美沙酮应以最低剂量给药[60]。

以上药物在肝功能异常癌痛患者中的临床应用、注意事项及严重肝功能不全的剂量调整详见表 7-12。

表 7-12　常见阿片类药物在肝功能不全患者中的应用[37]

药物	临床应用	注意事项	给药调整
吗啡	谨慎应用,监测神志	在严重肝功能不全患者中,原药不能稳定地转化为代谢产物	严重肝功能不全患者给药间隔时间延长
羟考酮	谨慎应用,监测毒性	在严重肝功能不全患者中,羟考酮血药浓度变化过大	起始剂量可调整为原来的 50%[61],重度肝功能不全患者禁忌

续表

药物	临床应用	注意事项	给药调整
芬太尼	谨慎应用,监测毒性	肝血供比肝功能更影响芬太尼的代谢	重度肝损害应避免使用,轻中度肝损害起始剂量减半
可待因	禁用	在严重肝功能不全患者中,可待因无法转化为吗啡而发挥其镇痛作用	—
美沙酮	相对较安全,须有经验医生使用	与蛋白的高亲和力,并不产生有毒的代谢产物	谨慎使用;低白蛋白血症患者中,美沙酮应以最低剂量给药

四、肾功能不全患者

临床上很多药物都是通过肾排泄,肾功能不全的患者用药方面需格外谨慎,有些药物禁用,有些药物需减量,否则会造成药物毒性加重,严重者会危及生命。

1. 肾功能不全患者分期　见表 7-13。

表 7-13　肾功能不全根据 GFR 分期[62]

分期	GFR/[ml/(min·1.73m^2)]	描述
G1	≥90	正常或增高
G2	60~89	轻度下降
G3a	45~59	轻至中度下降
G3b	30~44	中至重度下降
G4	15~29	重度下降
G5	<15	肾衰竭

2. 肾功能不全患者阿片类药物使用细节

（1）芬太尼：芬太尼大部分在肝内代谢，代谢产物无活性，75%以代谢产物形型代谢，仅有10%的原形经肾排泄，故对肾的影响不大。在肾移植患者静脉注射芬太尼进行的临床药理学研究表明，血尿素氮水平高的患者芬太尼清除率低[63]。由于芬太尼透皮贴剂半衰期长，重度肾损害患者应避免使用，肾损害患者使用芬太尼透皮贴剂的准确推荐剂量尚无充分资料。因此，轻中度肾损害患者应避免以过高剂量开始治疗，应从常用剂量的一半开始使用，密切监测患者的镇静和呼吸抑制体征。

（2）丁丙诺啡：丁丙诺啡虽然镇痛活性强，但因为其是阿片类受体部分激动剂，非首选镇痛阿片类药物，可用于中度到重度癌症疼痛和非阿片类镇静药无效果的重度慢性疼痛。因其大部分以原型经肝胆排泄，对肾功能减退者影响小。丁丙诺啡有针剂、片剂以及透皮贴剂，针剂需肌内注射，每次0.15~0.3mg，每隔6~8小时1次或按需注射，疗效不佳时可适当增加用量。片剂需舌下含化，不宜咀嚼或吞服，一次0.2~0.8mg，每隔6~8小时1次。透皮贴剂可持续、稳定释放药物，比注射及口服制剂使用更方便和安全。透皮贴剂肾功能不全患者不需进行特殊的剂量调整[64]。

（3）吗啡：吗啡及其有活性的代谢产物M6G主要是经过肾排泄，肾功能不全患者排泄缓慢，容易导致吗啡和M6G药物蓄积中毒。M6G可缓慢通过血脑屏障，影响中枢神经系统[65]。有专家指出，肾功能不全的患者避免使用吗啡缓释制剂，除非患者的肾功能稳定，且应用的镇痛药剂量也稳定。若要应用，应当根据患者肾小球滤过率来调整药物剂量，给药间隔时间也应适当延长[66]。

（4）美沙酮：美沙酮在肾功能不全患者中使用相对安全。美沙酮通过肝代谢,因其代谢产物无活性,其主要代谢物通过胃肠道和肾途径排泄。有证据表明,美沙酮代谢物代偿粪便排泄发生在肾清除率降低的患者[67]。专家推荐在严重肾功能不全（GFR<10ml/min）患者中使用美沙酮需减量,但证据并不明确,因此在临床上使用时需谨慎。

（5）羟考酮：羟考酮的代谢产物中除极微量的羟考吗啡酮是有活性的外,主要代谢产物去甲羟考酮是无活性的,因此肾功能不全对其使用影响相对较小。与正常人相比较,轻中度肾功能障碍患者的血浆羟考酮和去甲羟考酮峰值浓度分别增高约 50% 和 20%；羟考酮、去甲羟考酮和羟氢吗啡酮的 AUC 分别增高约 60%、60% 和 40%,羟考酮的消除半衰期仅延长 1 小时,故在采取保守的剂量滴定法的情况下,羟考酮的应用是安全的[37]。研究显示羟考酮在肾功能不全患者中没有明显的药代动力学影响,代谢物聚集对肾的影响也并不明确[68]。重度肾功能不全患者（GFR<10ml/min）会引起较严重的羟考酮药物蓄积,引发严重的中枢神经系统抑制,应禁用[37]。

（6）可待因：可待因及其主要代谢产物可待因-6-葡糖苷酸（codeine-6-glucuronide,C6G）（81.0%）主要是通过肾排泄的,中重度肾功能不全的患者中其血药浓度明显上升。除此之外,吗啡的代谢产物 M6G 的蓄积会进一步增加在肾功能不全患者中应用可待因的危险性。因目前指南上弱阿片类药物的地位弱化,中度疼痛即可使用小剂量强阿片类药物替代,故临床上对于肾功能不全的患者直接禁用可待因[37]。

肾功能异常癌痛患者阿片类药物治疗临床应用、注意事项详见表 7-14。

表 7-14　常见阿片类药物在肾功能不全患者中的应用[69]

阿片类药物	临床应用	注意事项
芬太尼	谨慎应用,密切监测	由于给药后芬太尼半衰期长,重度肾损害患者应避免使用,轻中度肾损害患者应从常用剂量的一半开始使用,密切监测患者的镇静和呼吸抑制体征
丁丙诺啡	相对安全,不需进行特殊剂量调整	阿片类受体部分激动剂,非首选镇痛阿片类药物
吗啡	一般不使用;短期使用	代谢产物(M6G)蓄积可能会诱发呼吸抑制及中枢神经系统症状
美沙酮	相对安全	严重肾功能不全(GFR<10ml/min)患者中使用美沙酮需减量,证据不充分
羟考酮	谨慎应用,密切监测	原药及代谢产物蓄积会抑制中枢神经系统的活动,重度肾功能障碍(肌酐清除率<10ml/min)患者禁用
可待因	禁用	代谢产物(C6G,M6G)蓄积会诱发不良反应

　　3. 透析患者　在透析患者中,任何一种阿片类药物的使用都缺乏充分的临床数据支持,使用过程中,应严密监测。重度肾功能不全、肾衰竭需透析的患者应首选不经过肾代谢的阿片类药物,丁丙诺啡比芬太尼更加符合这一原则。丁丙诺啡的药代动力学在透析患者中没有改变,故其剂量不需要调整,应用最为安全[70]。但是丁丙诺啡为阿片类受体部分激动剂,不常规推荐

给癌痛患者使用,故可在特定情况下作为二线用药替代芬太尼,但应注意将其他阿片类药物换用为丁丙诺啡时所引发的戒断症状。

透析使吗啡血药浓度下降速度快且幅度大,从而导致镇痛效果降低,患者需要吗啡量增加,另外由于吗啡代谢产物 M6G 能缓慢通过血脑屏障产生镇静及呼吸抑制等毒性作用,在透析期间出现药物浓度反跳(吗啡、M6G)可能诱发严重的毒性反应,故应尽量避免应用吗啡[58]。从药代动力学上分析,羟考酮及其代谢物去甲羟考酮、氢吗啡酮能够通过透析排出,透析患者使用羟考酮是可以的[71],但使用时需密切监测。美沙酮可以较安全地用于肾功能不全患者,由于美沙酮特殊的药理学特性,蛋白结合率高,且分布容积大,溶解度低,因此不易被透析去除[72],因此美沙酮用于透析患者往往不会导致疼痛反跳,但由于个体差异,其被透析有时不可预测,因此在常规剂量下使用需要严密监测防止药物过量。具体应用详见表 7-15。

表 7-15　常见阿片类药物在透析患者中的应用[37,69,70]

阿片类药物	临床应用	注意事项
吗啡	谨慎应用,注意疼痛反弹;或不应用	原药和代谢产物均可被透析膜滤过;注意疼痛反弹
可待因	禁用	长期药物累积会诱发严重不良反应
羟考酮	谨慎应用,密切监测	尚无临床数据说明羟考酮在透析患者中药代动力学变化
芬太尼	谨慎应用,密切监测	可能被某些透析膜吸附

续表

阿片类药物	临床应用	注意事项
丁丙诺啡	相对安全,不需进行特殊剂量调整	排泄途径与肾无关,透析不影响其代谢,最为安全;但本药为阿片类受体部分激动剂,镇痛效果有限,且可产生戒断症状
美沙酮	有效止痛,使用时监测	美沙酮蛋白结合率高,并且分布容积大,透析去除是不可预期的

五、恶性肠梗阻患者

恶性肠梗阻(malignant bowel obstruction,MBO)是腹部肿瘤常见并发症。恶性肠梗阻既包括肿瘤侵犯或压迫肠管引起的肠道梗阻,也包括其他各种病因导致的梗阻,如术后肠粘连、放疗后肠道损伤、粪石嵌塞、肠扭转、低钾血症等导致的肠梗阻。晚期原发性或转移性肿瘤并发肠梗阻的发生率为 5%~43%,最常见并发肠梗阻的原发肿瘤为卵巢癌(5.5%~51%)、结直肠癌(10%~28%)和胃癌(30%~40%)[73,74]。对于常规手术无法解除梗阻及去除病因的晚期及终末期癌症的恶性肠梗阻,患者不仅要承受呕吐、腹痛、腹胀、无法进食等病痛的折磨,而且可能还要承受放弃治疗的精神痛苦。

2007 年中国专家出版了《晚期癌症患者合并肠梗阻治疗的专家共识》[75],指导和规范了我们的临床治疗。明确恶性肠梗阻的病因有助于开展有针对性的病因治疗,也利于疼痛和其他症状控制。在镇痛治疗前,须明确梗阻的性质是完全性还是不完全性,是否有手术、内镜治疗指征等,同时合理选择给药途径和镇痛药。

1. 选择合适的给药途径　患者合并恶性肠梗阻时,多合并呕吐,口服药物吸收不稳定,所以此时口服途径不再作为首选给药途径。不完全肠梗阻时,可选口服途径给药,需同时处方缓泻药和胃肠动力药。一旦诊断为完全肠梗阻,应采用口服以外的给药途径,如注射泵皮下持续给药、经皮吸收的贴剂、持续静脉泵、直肠给药、口腔黏膜给药等。

2. 合理选择阿片类药物　阿片类药物目前仍是恶性肠梗阻合并重度癌痛患者的首选镇痛药,对持续性疼痛及绞痛都有效。对于可以口服的患者可以选择口服阿片类药物,如吗啡、羟考酮、美沙酮等。对于无法口服用药的患者,我国《晚期癌症患者合并肠梗阻治疗的专家共识》中推荐首选芬太尼透皮贴剂。芬太尼不经胃肠道直接进入血液循环,极少与胃肠道的阿片受体结合,从而显著减少便秘、恶心、呕吐的发生[76]。也可采用吗啡皮下或静脉给药。也有报道可经直肠途径给药[77],但对于已经行腹部或盆腔手术的肿瘤患者来说,反复经直肠塞入药物普遍接受度差,且患者肠道黏膜吸收不稳定,常不能维持有效的血药浓度,容易造成患者癌痛控制不理想。哌替啶镇痛时间仅为2~4小时,且其代谢产物去甲哌替啶易兴奋中枢而产生严重不良反应,药物成瘾性高,在临床上不推荐使用[73]。

此外,对于未明确病因的肠梗阻患者,应注意使用阿片类药物可能影响病情观察和手术决策。我们在使用阿片类药物止痛治疗的同时,需密切关注肠梗阻的病情变化,及时预防阿片类药物的相关不良反应。

（张沂平）

第十节 阿片类药物使用的风险管理

阿片类药物是治疗中重度癌痛的基本药物,广泛应用于癌性疼痛患者的治疗,疗效确切,受到肿瘤领域的推崇,但阿片类药物在应用过程中引起的不良反应和潜在的风险也引起了广泛关注。近年来,美国食品药品管理局(FDA)对阿片类药物应用存在的潜在风险,除了不断对处方医师、患者及家属进行教育以外,还要求对速释阿片类镇痛药进行安全性标签变更。在变更内容中,FDA 对误用、滥用、成瘾、过量及死亡等主要严重风险要求增加一项新的黑框警告。强调阿片类药物严重风险的监测,并一再告诫处方医师权衡阿片类药物严重风险与其疼痛管理中作用的重要性,同时强调让疼痛患者能安全、方便获取这类药物,以得到有效的疼痛缓解,提高生活质量。

一、阿片类药物使用过量的监测和风险管理

(一)阿片类药物过量概述

阿片类药物是中度至重度癌痛的主要镇痛药,但阿片类药物在应用中可能对患者、家属和社会造成诸多风险。据统计,目前在美国,中毒是造成死亡的主要原因,89% 的中毒与药物有关。2017 年,美国发生了 70 237 例药物过量死亡,其中 47 600 例死于阿片类药物。

大多数阿片类药物过量的人,药品并非来自他们自己的处方,而来源于朋友或家人(非买或偷)[2]。

(二)阿片类药物过量的临床表现

疼痛本身对阿片类药物过量引起的呼吸抑制有拮抗作用。但使用阿片类药物过程中,如果使用方法不

当,间隔时间过短,剂量过大或患者体质较虚弱,合并有肝肾功能障碍等因素可引起阿片类药物过量,轻者出现过度镇静、嗜睡,重则出现呼吸抑制、昏迷,如果抢救不及时可导致患者死亡。在使用阿片类药物过程中,如患者出现过度镇静超过 2~3 天,应采取相应措施。同时应鉴别患者是过度镇静还是补觉。如果患者既往疼痛控制不佳而导致失眠,在调整镇痛药使疼痛得到控制之后,可能会持续补觉 2~3 天。有时难以区分是极度疲劳所致的嗜睡还是阿片类药物诱导的镇静,鉴别要点是如果是疲劳导致补觉的患者,可被完全唤醒。

因此,在使用阿片类药物时,应注意到阿片类药物除了镇痛作用外,还具有呼吸抑制作用,尤其是在药物使用过量时容易发生,且与药物的效能成正相关。如具有较强镇痛作用的芬太尼在较小的剂量就可以出现呼吸抑制。但镇痛效能相对较低的阿片类药物如可卡因即使剂量超出了治疗范围,仍不会出现临床相关的呼吸抑制。由于用于治疗慢性癌痛的阿片类药多数为口服并且是缓释剂型,一般情况下不会出现阿片类药物血浆药物浓度突然升高而诱发呼吸抑制。但使用不当,药物过量也会诱发呼吸抑制,临床表现为:

1. 呼吸频率下降(呼吸减慢,呼吸次数 <8 次/min,或潮气量减少)。

2. 呼吸只有在有额外刺激下才出现,如疼痛刺激。

3. 呼吸短期忘记(呼吸暂停),在这个状态患者仍可按指令进行深呼吸。

4. 完全无呼吸　是指无论给予外部刺激还是指令患者都不会自己深呼吸;这时需要立刻行辅助呼吸。

5. 查体　患者呼吸减慢,出现潮式呼吸,呈嗜睡状或昏迷状态,呼之不应,瞳孔呈针尖样,严重患者可出现深昏迷。

（三）阿片类药物过量的管理

所有阿片类药物过量导致的呼吸抑制都可以通过给予阿片类药物特异性拮抗剂——纳洛酮有效逆转。由于纳洛酮的高亲和力可竞争性拮抗阿片类药物与受体结合，使呼吸抑制被逆转，恢复正常呼吸。

纳洛酮使用方法：用9ml生理盐水稀释1安瓿纳洛酮（0.4mg/1ml），稀释后总体积为10ml。每30~60秒给药1~2ml（0.04~0.08mg），直到症状改善。做好重复给药准备［阿片类药物的半衰期通常比纳洛酮要长（血浆半衰期为30~80分钟）］。如果患者在10分钟内没有反应且纳洛酮总量达到1mg，考虑其他引起神志改变的原因。

临床实践中医师应警惕，在应用阿片类药物同时如果给予下列药物可能导致阿片类药物相关的呼吸抑制或加重呼吸抑制：①所有抑制生物转化的药物，如避孕药、抗肿瘤药、抗心律失常药、抗抑郁药、抗真菌药、镇静催眠药、挥发性麻醉药。以上药物可通过抑制糖基结合及氧化脱烷等大多数药物降解的代谢途径，使阿片类药物作用延长。②所有能将阿片类药物从血浆蛋白上分离出来的药物，导致阿片类药物的有效血药浓度升高，如与保泰松同时使用时，阿片类药物作用会增强，作用时间延长。③此外，低蛋白血症、酸血症患者会出现阿片类药物与蛋白结合率下降，从而导致血浆非结合阿片类药物浓度升高，止痛效价增强，作用延长。

二、阿片类药物成瘾性的监测和管理

（一）假性成瘾的定义及分类

担心阿片类药物"成瘾"是造成患者、家属、医护人员及药物管理部门不愿使用或不敢足量使用阿片类药物的主要原因。因此在临床实践中鉴别患者是假性成瘾(药物耐受及躯体依赖性)还是真的成瘾(即精神依赖性、心理依赖性)非常重要。

假性成瘾是指患者由于医源性镇痛效果不佳所致异常行为的综合征。假性成瘾的自然病程是不断进展的,可分为三个特征阶段,即第一阶段:医师给予患者的镇痛药不足以镇痛;第二阶段:患者要求增加镇痛药剂量,并且具有让其他人相信其疼痛严重性的行为;第三阶段:患者和医护人员之间产生信任危机。

假性成瘾分为药物耐受及躯体依赖性。下面就药物耐受、躯体依赖性、心理依赖性分别阐述。

(二)药物耐受的定义和管理

1. 药物耐受的定义 药物耐受是指机体对药物的一种适应性状态,即当长时间使用某种药物时,导致机体对该药物的一种或者多种药理作用的反应性减弱。就同一种药物而言,机体对该药物的某些药理作用产生药物耐受比其他药理作用更快。例如机体对阿片类药物导致的欣快感可快速产生耐受,而对胃肠道症状产生耐受较慢。药物耐受具有时间变异性和个体差异性。对于大多数患者来说,在基础疾病没有进展的情况下,药物剂量增加到一定程度后会在较长时期内稳定下来。

2. 药物耐受患者的管理 患者产生药物耐受并不意味着需要限制使用阿片类药物进行治疗,而且药物耐受本身也很少是患者要求增加剂量的唯一理由,在明确是药物耐受因素以后,可通过增加阿片类药物的基础剂量达到满意止痛效果。

（三）躯体依赖性的定义和管理

1. **躯体依赖性的定义**　躯体依赖性与成瘾两者之间也具有明显区别,躯体依赖是一种生理状态的改变,表现为用药一段时间后,突然停用阿片类药物以后出现的一系列戒断症状。产生躯体依赖性的患者,对阿片类药物使用并未失去控制,患者会找医师就诊,或者试图通过减少用药剂量来处理不良反应,生活质量可以通过用药得到改善。

2. **躯体依赖性的管理**　可以通过逐渐减少剂量来避免戒断症状。当经过有效的抗肿瘤治疗以后,患者的疼痛症状会不同程度减轻,此时应注意不要突然将阿片类药物停药,而应该逐步减量直至停药。建议每 2~3 天减量 1 次,每次减量不超过 30%。如减量后疼痛加剧,则通过加量并放慢减量速度解决。

躯体依赖和药物耐受并不妨碍医生有效地使用强阿片类药物。假性成瘾的治疗原则包括建立患者和医护人员之间的相互信任,及时给予患者适量的镇痛药控制患者的疼痛直到患者的疼痛缓解后异常行为不再出现。假性成瘾不是一种临床诊断,而是用来描述临床医患关系。

（四）成瘾性的定义和管理

1. **成瘾性的定义**　成瘾性即心理依赖性(或精神依赖性),其特征是持续地、不择手段地渴求使用阿片类药物,目的不是为了镇痛,而是为了达到"欣快感",这种对药物的渴求行为导致药物的滥用;对心理依赖(成瘾)的过于担心,也是导致医护人员不能合理使用阿片药物的重要原因。对阿片类药物成瘾患者来说,尽管出现严重不良后果,仍然会继续要求增加药量,并且患者觉察不到或者否认用药导致的不良后果,从而导致成瘾患者的生活质量严重受损。

大量国内外临床实践表明:癌症患者镇痛使用阿片类镇痛药,成瘾者极其罕见。因此不应该片面地禁忌成瘾患者长期使用阿片类药物治疗疼痛。在临床实践中如发现下列行为,应警惕成瘾可能:①买处方药;②伪造处方;③偷或"借"他人药物;④注射口服制剂;⑤从非医疗机构获取处方药;⑥反复使用乙醇或非法药物;⑦不听警告多用剂量或治疗顺应性差;⑧多次发生处方"丢失";⑨反复不听警告从其他医生或去急诊获得处方;⑩尽管有身体及心理的药物不良反应表现仍拒绝改变治疗方案。

2. 阿片类药物成瘾患者的管理　阿片类药物成瘾发生率非常低,但在临床实践中时有发生,对于阿片类药物成瘾患者应进行及时和有效的管理:①做好患者及家属的宣教工作;②通过使用辅助镇痛药逐渐减少阿片类药物的剂量;③可考虑转换为美沙酮或丁丙诺啡,这两种药物可作为阿片类药物成瘾治疗药物,同时也具有较好的止痛效能(具体用法见下文阐述)。

三、吸毒的癌痛患者的监测和风险管理

临床上会遇见既往有吸毒史或阿片类药物成瘾的癌痛患者,对于这类患者,如何甄别和管理是体现临床医师责任心和医疗水平的重要方面。

(一)吸毒患者的体征和症状

吸毒患者由于长期吸食毒品,可能会出现特征性表现,导致一些临床后遗症,如患者提供的信息前后不符,有药物滥用既往史,现在或过去接受过脱毒治疗,出现过与药物滥用有关的不良后果包括法律问题以及滥用药物家族史等。总之,吸毒患者可能会出现如下

与药物滥用有关的某些异常的特异性行为,如伪造处方,同时滥用多种非法药物,多次丢失处方药,销售处方药,多次未经批准增加剂量,窃取或借用其他患者的药物,注射口服制剂,从非医疗渠道获得处方药,同时滥用乙醇和非法药物。

因此,对所有癌痛患者都要进行病史采集,并根据主诉作相应的体格检查,并对所有检查结果作记录。因为一些药物非法交易者也是药物滥用者,要注意查找药物滥用的体征。为了满足自己的毒瘾,他们会非法交易处方药。药物滥用患者的体征主要包括在无重大面部创伤史的情况下发生鼻孔炎症和鼻中隔穿孔。烟吸或鼻嗅可卡因和其他毒品可导致呼吸困难、鼻黏膜萎缩以及鼻中隔穿孔。另外,注射吸毒患者可能存在针眼,重复多次静脉注射后在皮肤上可能形成"轨道"。许多吸毒患者在腋下、舌下、乳房下、腿上,甚至在阴茎背静脉注射药物。许多海洛因吸毒者先从皮下注射开始,随后是静脉注射,形成广泛的瘢痕后不可能静脉注射时,会再次选择皮下注射。随着吸毒者越来越绝望,皮肤溃疡可能出现在意想不到的部位。

(二)吸毒癌痛患者的管理

当处方药物可能被滥用时,为了保护自己及患者,医师应进行积极管理:①讲解法规,提出要求,让患者签署协议;②开始给予的药物剂量要达到有效治疗的血药浓度,根据需要调整剂量;③获取患者的反馈;④给予足够维持到下次就诊的药物剂量,包括补救剂量;⑤要求患者在下一次就诊时把未用完的药物放在药瓶内带来,以了解患者使用镇痛药的情况,处方有无更改,其他医师是否给患者开过药,以及患者的用药模式等信息;⑥督查处方药有无丢失或被盗;⑦随机进行尿液药物筛查(UDS);筛查患者有无滥用药物;⑧根据需要使用辅助药物;⑨记录自己的决策过程;⑩定期评估患者;⑪邀请重要人物(家人或重要亲属等)参与治疗计划;⑫知道如何安全停药;⑬了解所用药物的药理学。

（三）吸毒癌痛患者镇痛药的选择

对于吸毒及成瘾癌痛患者,可考虑使用丁丙诺啡或美沙酮进行止痛治疗,这两种药物可作为阿片类药物成瘾治疗药物,同时对吸毒癌痛患者也具有较好的止痛效果。

1. 盐酸丁丙诺啡（buprenorphine hydrochloride）

（1）盐酸丁丙诺啡的作用机制、药代动力学及使用适应证:丁丙诺啡为 μ 受体部分激动剂,广泛应用于治疗疼痛,1978 年用于海洛因成瘾的脱毒治疗取得满意效果。我国于 1991 年和 1998 年分别批准丁丙诺啡注射剂和舌下含片上市用于镇痛,2000 年批准舌下含片用于阿片依赖脱毒治疗。丁丙诺啡与中枢神经系统 μ 和 κ 阿片受体亲和力较强,与阿片受体相互作用的动力学过程比较缓慢,尤其是解离速度慢,一旦与受体结合就不容易解离而保持较长时间的药效作用。丁丙诺啡药效具有"封顶效应",药物剂量达到一定血药浓度后,效应不再随剂量的增加而增加,而保持在一定水平,具有较高的安全性。丁丙诺啡口服首过效应明显,因此口服效果差。丁丙诺啡注射给药后 30~60 分钟出现作用,舌下给药 15~40 分钟起效,2 小时后达峰值,镇痛效应持续 5~8 小时。生物利用度约为 55%,血浆蛋白结合率为 96%,$t_{1/2}$ 为 2~3 小时,主要以原型从粪便排泄,部分经肝 N- 脱烷基后经肾排泄,可通过胎盘屏障。

丁丙诺啡不同给药方式的生物利用度不同,以静脉和肌内注射最好,舌下含服次之。用于镇痛:0.3mg注射剂相当于 50~100mg 哌替啶;0.2~0.4mg 舌下含片相当于 10mg 硫酸吗啡普通片,其等效镇痛强度为吗啡的 25~40 倍。用于阿片类依赖的脱毒治疗,可以有效控制阿片戒断症状。国家药品监督管理局规定丁丙诺啡用于阿片类依赖的脱毒治疗,且采用舌下含片。主要用于:①各类手术后疼痛、癌性疼痛、烧伤性疼痛、心绞痛、内脏疼痛和脉管炎引起的肢体痛等中重度疼痛的镇痛治疗;②阿片类依赖脱毒治疗(仅限于舌下含片)。

(2)盐酸丁丙诺啡的使用方法及使用注意事项

1)镇痛治疗:肌内注射或缓慢静脉注射,0.15~0.3mg/ 次,舌下含服 0.2~0.8mg/ 次。每隔 6~8 小时给药 1 次或按需给药。

2)脱毒治疗:对阿片类药物依赖治疗的一个重要原则是"个体化用药",即在根据药物依赖者的药物(海洛因)使用时间、频率、剂量、种类、复吸次数以及身高、体重、体质情况等综合因素判断的基础上,对不同个体制订不同的脱毒治疗方案。根据一般的脱毒治疗用药原则宜先从小剂量开始,如不能控制戒断症状可以在4~6 小时后适当追加剂量。尽管国际(美国)的临床试验报道丁丙诺啡用于海洛因依赖脱毒治疗应用剂量为4~16mg/d,但我国的临床试验表明,对于阿片依赖的脱毒治疗给药总量不超过 8mg/d。

应用方法:轻度依赖1~2mg/d,中度依赖2.5~4mg/d,重度依赖 4.5~8mg/d,均分 3 次给药。以此剂量给药至第 4 天开始减量,减量的方式一般从给药 3 次 / 天改为 2 次 / 天,每次剂量不变;第 6 天起给药 2 次 / 天,剂量减至原药量的 2/3 或 1/2;第 8 天至第 10 天改为用药 1 次 / 天,第 11~12 天停药。对于完全停药后或在减量期间出现比较严重戒断症状的患者,可以酌情应用中药戒毒药和其他必要的对症治疗,一般不再继续或增加用量。

盐酸丁丙诺啡使用注意事项:①本品具有一定的强化效应和潜在药物依赖性,应严格遵守国家对精神药品的管理规定,预防非医疗目的的滥用或非法流失;②本品可降低注意力和反射活动能力,因此用药期间不宜驾驶车辆和操作机器,用药期间慎用镇静催眠药,禁忌酗酒;③老年患者、儿童及妊娠妇女和严重肝肾功能不全患者、胆道功能不全患者、呼吸功能不全患者、甲状腺功能低下患者、肾上腺皮质功能低下患者、中枢抑制或昏迷患者、中毒性精神病患者、前列腺肥大或尿路狭窄患者、急性酒精中毒患者、精神错乱者等慎用;④长期使用突然停药后可引起轻至中度戒断反应,因此长期使用患者应递减停药。本品特点为起效较慢,持续时间较长。

(3)盐酸丁丙诺啡的的不良反应:该药的不良反应与吗啡比较,呼吸抑制作用较轻。常见的不良反应有头晕、嗜睡、恶心、呕吐、出汗等,嗜睡发生率略高于其他阿片类药物。大剂量可引起呼吸抑制,发生率低于10%。

2. 盐酸美沙酮(methadone hydrochloride)

(1)盐酸美沙酮的作用机制、药代动力学及使用适应证:盐酸美沙酮(简称美沙酮)为阿片 μ 受体激动剂,药效与吗啡类似,具有镇痛作用,并可产生呼吸抑制、缩瞳、镇静等作用。与吗啡比较,具有作用时间较长、不易产生耐受性、药物依赖性低的特点。此药具有治疗海洛因依赖脱毒和替代维持治疗的药效作用。美沙酮口服吸收良好,服药后 30 分钟起效,4 小时血药浓度达高峰,作用持续时间 24~36 小时,$t_{1/2}$ 为 15~18 小时,血浆蛋白结合率为 85%~90%；主要在肝代谢，由肾及胆汁排泄，反复给药有组织蓄积作用。主要用于①创伤、术后、癌症引起的重度疼痛的镇痛治疗；②阿片类依赖的脱毒治疗；③阿片类依赖的替代维持治疗。

（2）盐酸美沙酮的使用方法及使用注意事项

1）用于镇痛：口服剂量为成人 5~10mg/ 次，2~3 次 / 天，或必要时肌内或皮下注射 5~10mg/ 次。三角肌注射血浆峰值高，作用出现较快，因此可采用三角肌注射，极量 10mg/ 次，20mg/d。

2）用于阿片类依赖脱毒治疗：阿片类依赖撤药后发生的急性戒断症状是一种"自限性障碍"，如无严重身体并发症，大部分急性戒断症状经 14~21 天的时间可达到不同程度的缓解。采用美沙酮替代递减可使患者痛苦较小和比较安全地度过急性戒断期。阿片类依赖撤药后 4~6 小时会出现戒断症状（取决于所依赖药物的半衰期长短，海洛因一般为 4~6 小时），48~72 小时戒断症状反应最为严重，此后，戒断症状逐渐减轻，经 14~21 天大部分急性戒断症状得到缓解或基本解除。

3）用于阿片类依赖替代维持治疗方案见表 7-16。

表 7-16　用于阿片类依赖替代维持治疗方案

阶段	目的	给药剂量范围
初始阶段	初步缓解戒断症状	15~30mg
早期使用	确定个体耐受水平	增加或减少 5~10mg（6~24 小时）
晚期使用	调整确定合适剂量（期望结果）	增加或减少 5~10mg（5~10 天内完成）
维持阶段（稳定阶段）	维持期望效果	40~100mg

阿片类依赖替代维持治疗是为降低因滥用毒品（海洛因）及其导致的社会危害而采取的一种医学治疗措施。美沙酮维持治疗的药理学目的是：①避免出现戒断症状；②减轻对毒品的渴求；③预防重新滥用毒品。

在临床应用美沙酮过程中应注意：①美沙酮不宜以静脉注射方式给药，尤其是脱毒治疗时禁止注射方式给药；用于疼痛治疗时，可采用口服、肌内注射或皮下注射给药。②对阿片类（如海洛因）依赖者进行脱毒治疗和替代维持治疗时，应根据该患者对阿片依赖的严重程度进行美沙酮个体化给药，初始用药量宜小以免发生呼吸抑制。在停用毒品（海洛因）后 4~6 小时应用美沙酮，初次给药从 15mg 开始，不宜超过 30mg/ 次，如不能缓解戒断症状或出现严重戒断反应，则可在 6~8 小时后视具体情况追加美沙酮用量，追加用量为 5~10mg/ 次。以停药后 72 小时内不出现严重戒断反应为原则进行剂量调整，减药速率可根据患者情况而定，一般第 4~6 天可减量 5~10mg/d，以后减 3~5mg/d，2~3 周完成递减。③在用美沙酮脱毒递减治疗时，减量速率不宜过快，否则会出现戒断反应；从减量开始至完全停药的时间应因人而异，一般为 2~3 周；在减量过程中，出现轻度戒断反应属正常现象，这时可应用一些中药戒毒药或对症治疗，除非出现严重戒断反应，一般不需要重新增加美沙酮剂量。④替代维持治疗是以足够适当的剂量为基础，因此应注意根据患者药物依赖程度调整好药物剂量，做到个体化用药。

（3）盐酸美沙酮的不良反应：盐酸美沙酮的不良反应与吗啡类似，但相对较轻，主要有头痛、眩晕、恶心、出汗、嗜睡、欣快（过量时）、便秘、直立性低血压；具有成瘾性，长期使用应注意组织蓄积产生的过量中毒以及导致的药物依赖(主要为身体依赖),美沙酮导致的药物依赖属中度至重度,表现为突然停药后出现阿片戒断症状;长期使用美沙酮的妊娠妇女,娩出的新生儿可出现戒断综合征,表现为震颤、肌肉强直、烦躁不安、呵欠、喷嚏、呕吐、腹泻等,可采取镇静和对症治疗。美沙酮过量可导致呼吸抑制,呼吸抑制主要表现为昏迷,呼吸变浅变慢,瞳孔缩小呈针尖状(严重呼吸抑制可因脑缺氧而散大),血压下降,甚至休克,严重者可因呼吸抑制而死亡。

四、阿片类药物误用、滥用、流弊的监测和管理

(一) 阿片类药物误用、滥用、流弊的政策规定

为加强医疗机构麻醉药品、精神药品处方管理,保证患者正常医疗需求,防止麻醉药品、精神药品流入非法渠道,卫生部于 2005 年 11 月 14 日制定《医疗机构麻醉药品、第一类精神药品管理规定》,2007 年 5 月 1 日起施行《处方管理办法》,国家卫生计生委于 2013 年 12 月 7 日、2016 年 2 月 6 日对《麻醉药品和精神药品管理条例》进行 2 次修订,并于 2015 年作了部分修改。规定指出:开具麻醉药品、精神药品必须使用专用处方;具有处方权的医师在为患者首次开具麻醉药品、第一类精神药品处方时,应当亲自诊查患者,为其建立相应的病历,留存患者身份证明复印件,并签署《知情同意书》;病历由医疗机构保管;麻醉药品注射剂仅限于医疗机构内使用,或者由医疗机构派医务人员出诊至患者家中使用;医疗机构应当要求使用麻醉药品非注射剂型和第一类精神药品的患者每 3~4 个月复诊或者随诊 1 次;麻醉药品非注射剂型和第一类精神药品需要带出医疗机构外使用时,具有处方权的医师在患者

或者其代办人出示下列材料后方可开具麻醉药品、第一类精神药品处方:①二级以上医院开具的诊断证明;②患者户籍簿、身份证或者其他相关身份证明;③代办人员身份证明。医疗机构应当在患者门诊病历中留存代办人员身份证明复印件;麻醉药品、精神药品处方上必须写明医疗机构名称、处方编号、患者姓名、性别、年龄、身份证明编号、门诊病历号、代办人姓名、性别、年龄、身份证名编号、科别、开具日期、诊断、开具药品的名称、规格、数量、用法用量、医师签章、药品金额以及审核、调配、核对、发药的药学专业技术人员签名;门诊麻醉药品、第一类精神药品注射剂处方为 1 次用量;其他剂型处方不得超过 3 日用量;控缓释制剂处方不得超过 15 日用量。

存在以下风险因素的人员易出现药物误用、滥用,医务人员应提高警惕:①有处方,非法药物或酒精依赖/药物滥用史的患者;②有疯狂饮酒史或有同性恋者饮酒史的患者;③有药物滥用家族史的患者;④有焦虑、抑郁或注意力缺陷多动障碍的患者;⑤具有性虐待受害史的患者,可能面临处方药误用/滥用的风险会增加(图 7-3)[78]。

NCCN 成人癌痛临床实践指南(2016 年版)[79]在临床实践部分里的阿片类使用原则、处方、滴定和维持内容方面,特别强调了以最大限度改善患者生活质量及舒适度为首要标准;增加了"长期阿片类药物治疗过程中,要保证患者安全用药,最大限度减少阿片类药物滥用者风险的策略"的指导,建议加强阿片类药物不恰当应用的风险评估,更加关注患者及家属教育,建议加强社会支持服务,其中一些方法可供临床医生参考:

1. 加强阿片类药物不恰当应用的风险评估,使用

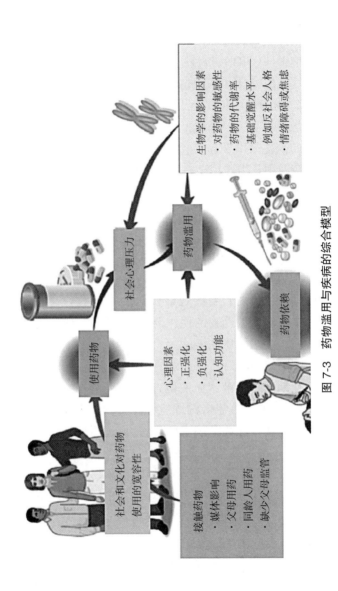

生物学的影响因素
· 对药物的敏感性
· 药物的代谢率
· 基础觉醒水平——
例如反社会人格
· 情绪障碍或焦虑

社会心理压力

药物滥用

药物依赖

使用药物

心理因素
· 正强化
· 负强化
· 认知功能

社会和文化对药物
使用的宽容性

接触药物
· 媒体影响
· 父母用药
· 同龄人用药
· 缺少父母监管

图 7-3 药物滥用与疾病的综合模型

预测性好、可靠度高的评估工具。NCCN 成人癌痛临床实践指南中推荐在服用阿片类药物前应用癌痛患者筛查及阿片类药物应用评估(SOAPP-R)及阿片类药物风险评估工具(ORT)进行评估,在应用药物过程中可以应用阿片类药物误用情况评估表(COMM)实时监测评估。

2. 为确保药物反应不会干扰患者的正常治疗,需加强患者教育,主要让患者及家属认识到阿片类药物治疗的获益及潜在风险,特别是要充分了解药物的不良反应及阿片类药物潜在的误用、滥用、成瘾风险。

3. 加强高危患者的支持服务:主要针对前期评估中存在一项或多项阿片类药物误用、滥用风险的患者。特别是行为干预及行为认知干预有助于患者提高处理问题的能力,降低自身风险因素,而从镇痛治疗中获益。

4. 在高危情况下,可采取一些简单易行的方法增强医师和患者对自身的观察和监测,如①建议患者建立一个用以记录药物的使用剂量及时间的"镇痛药使用日记"。②医师使用药片计数的方法,来核实门诊患者"镇痛药使用日记"中记录的信息。③在治疗基线时和治疗期间行尿液或血液检查,可以监测不恰当的药物使用,从而提高患者的顺应性。④对于出现药物不恰当使用或存在高危因素的患者,可适当增加门诊就诊频率,视情况适当减少每次处方的药物剂量。⑤教育患者及家属对限制药品的处置、储藏、处理,以保持社区的安全,使社区中阿片类药物误用、滥用情况降到最低。同时,还应教育患者及家属不要与家人和朋友分享阿片类药物等。

(二)避免阿片类处方药物滥用及流弊的管理措施

医师合理开具阿片类镇痛药的处方,可以降低滥用的可能性。当医师开具管制药物时,同时应告知患者开具该药处方的前提条件,提供患者合理使用该药的书面指导,确保患者理解以上原则,并且签署同意书。重要的是,要让药物剂量能够达到有效的血药浓度,而不是尽可能低的血药浓度。随访患者使用阿片类药物情况,获取患者的反馈信息。如果药物剂量不足,应逐渐增加剂量直至达到有效控制疼痛。

给予患者开具的药物剂量要足够,保证可以持续到下次就诊。这其中包括治疗患者暴发性疼痛增加的补救剂量。要求患者在下一次就诊时把装有未用完药物的药瓶带来。检查这些药瓶,可以确定其他医师未给患者开具相同的阿片类药物,处方未被改动,并确定患者是在同一家医院买药。此外还可以通过计算剩下的药物,来确定患者的用药模式,且必须督查患者处方药丢失或者被盗,并嘱咐患者保管好处方药。

必要时应该使用辅助药物来治疗疼痛。为了避免监管机构查出问题,医师应该对患者治疗期间发生的一切作完整的病历记录。如果改变治疗药物,作决定的过程也要在患者的治疗病历上注明。如果担忧成瘾问题,评估方案也应该记录在病历表中。同时应按需要对患者的疼痛情况进行持续、动态的评估。在患者随后的就诊中,医师应该记录阿片类药物的治疗效果,包括疼痛是否缓解、镇痛药的使用剂量是否正常或者减少、睡眠情况、机体状态、社会活动以及患者对治疗的满意度等。与患者生活中的重要人物例如配偶、密友、雇主或者家庭成员进行沟通,也是非常必要的。这些人有时将负责保管药物,给予患者合适的剂量。

当患者经有效抗肿瘤治疗后疼痛缓解时,一定要让患者或家属知道如何安全地维持或终止止痛治疗。应该维持给药间期不变,每 2~3 日降低日剂量的

10%~20%,最好不要超过30%。医师应该熟悉所用药物的药理学,了解其药动学和药效学。由于当前可选择的阿片类药物种类繁多,包括纯受体激动药、混合性受体激动-拮抗药和部分受体激动药,必须了解这些药物之间的区别与联系。因为大多数阿片类药物有明显的首过效应,所以口服给药的剂量高于肠道外给药。

此外,还可通过将阿片类药物与抗抑郁药/抗癫痫药联合使用以避免阿片类药物的非法使用。抗抑郁药和抗癫痫药两者均可有效治疗神经性疼痛,阿片类药物与抗抑郁药/抗癫痫药联合使用可进一步提高阿片类药物的止痛效果,同时可减少阿片类药物的使用剂量。常用于神经病理性疼痛的抗抑郁药/抗癫痫药主要有:

1. 抗惊厥药 用于神经损伤所致的撕裂痛、放电样疼痛及烧灼痛,如卡马西平、加巴喷丁、普瑞巴林。加巴喷丁100~300mg口服,每日1次,逐步增量至300~600mg,每日3次,最大剂量为3 600mg/d;普瑞巴林75~150mg,每日2~3次,最大剂量600mg/d。

2. 抗抑郁药 主要用于中枢性或外周神经损伤所致的麻木样痛、灼痛,该类药物也可以改善心情、改善睡眠,如阿米替林、度洛西汀、文拉法辛等。阿米替林12.5~25mg口服,每晚1次,逐步增至最佳治疗剂量。

(姚文秀 汪品嘉 李 鑫)

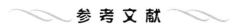

参 考 文 献

[1] World Health Organization. Cancer pain relief with a guide to opioid availability. 2nd ed. Geneva:World Health Organization,

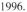

1996.

［2］National Comprehensive Cancer Network. NCCN clinical practice guidelines in oncology：adult cancer pain（Version 3. 2019）.［2019-5-7］. www.nccn.org.

［3］World Health Organization. WHO guidelines for the pharmacological and radiotherapeutic management of cancer pain in adults and adolescents. Geneva：World Health Organization，2018.

［4］中华人民共和国国家卫生健康委员会. 癌症疼痛诊疗规范（2018 年版）. 临床肿瘤学杂志，2018，23（10）：937-944.

［5］中华人民共和国卫生部. 癌症疼痛诊疗规范（2011 年版）. 临床肿瘤学杂志，2012，17（2）：153-158.

［6］徐建国. 疼痛药物治疗学. 北京：人民卫生出版社，2007.

［7］谢华，赖建红，赵新. 癌性疼痛的阿片类药物滴定研究. 中国医刊，2015，50（9）：10-13.

［8］CARACENI A，HANKS G，KAASA S，et al. Use of opioid analgesics in the treatment of cancer pain：evidence-based recommendations from the EAPC. Lancet Oncol，2012，13（2）：e58-e68.

［9］王杰军，原凌燕，柳珂，等. 羟考酮缓释片作为止痛背景用药在中重度癌痛滴定中的临床观察. 临床肿瘤学杂志，2015，20（8）：722-725.

［10］张力. 浅析缓释药物为背景的滴定方案. 中国医学论坛报，2014-10-23.

［11］POYHIA R，SEPPALA T，OLKKOLA K，et al. The pharmacokinetics and metabolism of oxycodone after intramuscular and oral administration to healthy subjects. Br J Clin Pharmacol，1992，33（6）：617-621.

［12］DAVIES A N，DICKMAN A，REID C，et al. The management of cancer-related breakthrough pain：recommendations of a task group of the Science Committee of the Association for Palliative Medicine of Great Britain and Ireland. Eur J Pain，

2009,13(4):331-338.

[13] PORTENOY R K,HAGEN N A. Breakthrough pain:definition, prevalence and characteristics. Pain,1990,41(3):273-281.

[14] 黄珺,高永胤,尹涵,等.阿片类药物滴定法治疗癌痛的疗效及不良反应分析.现代生物医学进展,2016,16(20):386-388.

[15] CHEY W D,WEBSTER L,SOSTEK M,et al. Naloxegol for opioid-induced constipation in patients with noncancer pain. New Engl J Med,2014,370(25):2387-2396.

[16] 中国医师协会肛肠医师分会.便秘外科诊治指南.中华胃肠外科杂志,2017,20(3):241-243.

[17] MCMILLAN S C. Assessing and managing opiate-induced constipation in adults with cancer. Cancer Control,2004,11(3 Suppl):3-9.

[18] 占煜,贺小婉,徐红,等.阿片类药物相关便秘的研究及药物治疗进展.中国新药与临床杂志,2016,35(10):683-689.

[19] 中华医学会消化病学分会胃肠动力学组.中国慢性便秘诊治指南.中华消化杂志,2013,33(5):291-297.

[20] 邵万金.美国结直肠外科医师学会便秘临床诊治指南.中华胃肠外科杂志,2016,19(12):1436-1441.

[21] National Comprehensive Cancer Network. NCCN clinical practice guidelines in oncology:adult cancer pain(Version 1. 2017).[2019-5-7]. www.nccn.org.

[22] LABIANCA R,SARZI-PUTTINI P,ZUCCARO S M,et al. Adverse effects associated with non-opioid and opioid treatment in patients with chronic pain. Clin Drug Investig,2012,32 Suppl 1:53-63.

[23] 中国抗癌协会癌症康复与姑息治疗专业委员会,中国临床肿瘤学会抗肿瘤药物安全管理专家委员会.肿瘤治疗相关呕吐防治指南(2014版).临床肿瘤学杂志,2014,19(3):263-272.

［24］李小梅,董艳娟,李慧莉,等.阿片耐受与慢性癌痛的阿片
类药物治疗.中国疼痛医学杂志,2012,18(9):561-564.

［25］COLUZZI F,ROCCO A,MANDATORI I,et al. Non-analgesic
effects of opioids:opioid-induced nausea and vomiting:
mechanisms and strategies for their limitation. Curr Pharm
Des,2012,18(37):6043-6052.

［26］National Comprehensive Cancer Network. NCCN clinical
practice guidelines in oncology:antiemesis(Version 1. 2017).
［2019-5-7］. www.nccn.org.

［27］于世英,成文武.阿片类药物副作用的预防、监控与处
理.中国医学论坛报,2012-7-26.

［28］VERHAMME K M,STURKENBOOM M C,STRICKER B H,
et al. Drug-induced urinary retention:incidence,management
and prevention. Drug Safety,2008,31(5):373-388.

［29］李君.癌性疼痛药物不良反应的防治.临床药物治疗杂
志,2012,10(4):37-40.

［30］许韵.新斯的明足三里穴位注射在产后尿潴留患者中的
应用效果.国际护理学杂志,2015,34(11):1567-1568.

［31］Tanaka R,ISHIKAWA H,SATO T,et al. Incidence of delirium
among patients having cancer injected with different opioids for
the first time. Am J Hosp Palliat Med,2017,34(6):572-576.

［32］DAHAN A. Potent opioid analgesia without respiratory
depression:could it be possible? Anesthesiology. 2016,125
(5):841-843.

［33］JUNGQUIST C R,SMITH K,NICELY K L,et al. Monitoring
hospitalized adult patients for opioid-induced sedation and
respiratory depression. Am J Nurs,2017,117(3 Suppl 1):
S27-S35.

［34］National Comprehensive Cancer Network. NCCN clinical
practice guidelines in oncology:adult cancer pain(Version 1.
2018).［2019-5-7］. www.nccn.org.

［35］BERCOVITCH M,ADUNSKY A. Patterns of high-dose

morphine use in a home-care hospice service: should we be afraid of it? Cancer, 2004, 101(6): 1473-1477.

[36] 国家统计局. 中国统计年鉴 -2018.[2019-5-7]. http://www.stats.gov.cn/tjsj/ndsj/2018/indexch.htm.

[37] 程熠, 于世英. 阿片类药物在肝肾功能不全癌痛患者中的选择应用. 中国肿瘤, 2011, 20(4): 278-282.

[38] PAICE J A, COHEN F L. Validity of a verbally administered numeric rating scale to measure cancer pain intensity. Cancer nurs, 1997, 20(2): 88-93.

[39] GARRA G, SINGER A J, TAIRA B R, et al. Validation of the Wong-Baker FACES Pain Rating Scale in pediatric emergency department patients. Acad Emerg Med, 2010, 17(1): 50-54.

[40] GLOTH F M, SCHEVE A A, STOBER C V, et al. The Functional Pain Scale: reliability, validity, and responsiveness in an elderly population. J Am Med Dir Assoc, 2001, 2(3): 110-114.

[41] FERRELL B, CASARETT D, EPPLIN J, et al. The management of persistent pain in older persons. J Am Geriatr Soc, 2002, 50(6 Suppl): S205-S224.

[42] GALICIA–CASTILLO M. Opioids for persistent pain in older adults. Cleve Clin J Med, 2016, 83(6): 443-451.

[43] TRACY B, SEAN MORRISON R. Pain management in older adults. Clin Ther, 2013, 35(11): 1659-1668.

[44] URBAN D, CHERNY N, CATANE R. The management of cancer pain in the elderly. Crit Rev Oncol Hematol, 2010, 73(2): 176-183.

[45] NISBET A T, MOONEY–COTTER F. Comparison of selected sedation scales for reporting opioid-induced sedation assessment. Pain Manag Nurs, 2009, 10(3): 154-164.

[46] COLLINS J J. Cancer pain management in children. Eur J Pain, 2001, 5(Suppl A): 37-41.

[47] National Comprehensive Cancer Network. NCCN clinical

practice guidelines in oncology:pediatric cancer pain(Version 1. 2007).[2019-5-7].www.nccn.org.

[48] World Health Organization. WHO guidelines on the pharmacological treatment of persisting pain in children with medical illnesses. Geneva:World Health Organization,2012.

[49] CHANDOK N,WATT K D. Pain management in the cirrhotic patient:the clinical challenge. Mayo Clin Proc,2010,85(5):451-458.

[50] 朱珠,曹运莉,孙刚,等.肝功能不全分级方法概述.中国药师,2012,15(3):418-421.

[51] TEGEDER I,LOTSCH J,GEISSLINGER G. Pharmacokinetics of opioids in liver disease. Clin Pharmacokinet,1999,37(1):17-40.

[52] TEGEDER I,GEISSLINGER G,LOTSCH J. Therapy with opioids in liver or renal failure. Schmerz,1999,13(3):183-195.

[53] FERSLEW B C,JOHNSTON C K,TSAKALOZOU E,et al. Altered morphine glucuronide and bile acid disposition in patients with nonalcoholic steatohepatitis. Clin Pharmacol Ther,2015,97(4):419-427.

[54] DZIERLENGA A L,CLARKE J D,HARGRAVES T L,et al. Mechanistic basis of altered morphine disposition in nonalcoholic steatohepatitis. J Pharmacol Exp Ther,2015,352(3):462-470.

[55] SHINAGAWA J,HASHIMOTO Y,OHMAE Y. A case of hepatic encephalopathy induced by adverse effect of morphine sulfate. Gan To Kagaku Ryoho,2008,35(6):1025-1027.

[56] LEWIS J H,STINE J G. Prescribing medications in patients with cirrhosis - a practical guide. Aliment Pharmacol Ther,2013,37(12):1132-1156.

[57] 国家药品监督管理局.芬太尼透皮贴剂说明书.[2018-4-17].

[58] RIPAMONTI C I,SANTINI D,MARANZANO E,et al. Man-

agement of cancer pain：ESMO clinical practice guidelines. Ann Oncol，2012，23（Suppl 7）：vii139- vii154.

［59］MURPHY E J. Acute pain management pharmacology for the patient with concurrent renal or hepatic disease. Anaesth Intensive Care，2005，33（3）：311-322.

［60］IMANI F，MOTAVAF M，SAFARI S，et al. The therapeutic use of analgesics in patients with liver cirrhosis：a literature review and evidence-based recommendations. Hepat Mon，2014，14（10）：e23539.

［61］国家药品监督管理局 . 盐酸羟考酮缓释片说明书 . ［2019-12-6］.

［62］上海慢性肾脏病早发现及规范化诊治与示范项目专家组 . 慢性肾脏病筛查诊断及防治指南 . 中国实用内科杂志，2017，37（1）：28-34.

［63］KOEHNTOP D E，RODMAN J H. Fentanyl pharmacokinetics in patients undergoing renal transplantation. Pharmacotherapy，1997，17（4）：746-752.

［64］国家药品监督管理局 . 丁丙诺啡透皮贴剂说明书 . ［2018-7-11］.

［65］ANGST M S，BUHRER M，LOTSCH J. Insidious intoxication after morphine treatment in renal failure：delayed onset of morphine-6-glucuronide action. Anesthesiology，2000，92（5）：1473-1476.

［66］KING S，FORBES K，HANKS G W，et al. A systematic review of the use of opioid medication for those with moderate to severe cancer pain and renal impairment：a European Palliative Care Research Collaborative opioid guidelines project. Palliat Med，2011，25（5）：525-552.

［67］PHAM P C，KHAING K，SIEVERS T M，et al. 2017 update on pain management in patients with chronic kidney disease. Clin Kidney J，2017，10（5）：688-697.

［68］KAIKO R F，BENZIGER D P，FITZMARTIN R D，et al.

Pharmacokinetic-pharmacodynamic relationships of controlled-release oxycodone. Clin Pharmacol Ther,1996,59(1):52-61.

[69] DEAN M. Opioids in renal failure and dialysis patients. J Pain Symptom Manage,2004,28(5):497-504.

[70] B GER R H. Renal impairment:a challenge for opioid treatment? The role of buprenorphine. Palliat Med,2006,20 Suppl 1:s17-s23.

[71] LEE M A,LENG M E,COOPER R M. Measurements of plasma oxycodone,noroxycodone and oxymorphone levels in a patient with bilateral nephrectomy who is undergoing haemodialysis. Palliat Med,2005,19(3):259-260.

[72] HAN B,COMPTON W M. Prescription opioids for pain management in patients on dialysis. J Am Soc Nephrol,2017,28(12):3432-3434.

[73] KROUSE R S. Surgical management of malignant bowel obstruction. Surg Oncol Clin N Am,2004,13(3):479-490.

[74] RIPAMONTI C,BRUERA E. Palliative management of malignant bowel obstruction. Int J Gynecol Cancer,2002,12(2):135-143.

[75] 于世英,王杰年,王金万,等.晚期癌症患者合并肠梗阻治疗的专家共识.中华肿瘤杂志,2007,29(8):637-640.

[76] HADLEY G,DERRY S,MOORE R A,et al. Transdermal fentanyl for cancer pain. Cochrane Database Syst Rev,2013(10):CD010270.

[77] 蒋新建,张辉,唐江岳,等.美施康定直肠给药控制晚期消化道肿瘤患者癌痛的临床观察.四川肿瘤防治,2002,15(2):99-100.

[78] FREYE E,LEVY JV.阿片类药物的应用.孙莉,译.北京:人民卫生出版社,2011.

[79] National Comprehensive Cancer Network. NCCN clinical practice guidelines in oncology:adult cancer pain(Version 2016).[2019-5-7].www.nccn.org.

第八章

癌痛辅助镇痛药的合理使用

••◦•◦•◦•◦◦•••◦•••

　　癌痛辅助镇痛药包括抗惊厥药、抗抑郁药、糖皮质激素、N-甲基-D-天冬氨酸（NMDA）受体拮抗剂和局部麻醉药等。辅助药物可用于癌性疼痛三阶梯治疗的任何一个阶段，且具有以下特点：增强阿片类药物的镇痛作用；减少阿片类药物的用量和不良反应；改善终末期癌症患者的其他症状；针对特殊类型的疼痛产生独特的效果。临床上大多数有症状的癌症患者都会接受一种或以上的辅助镇痛药治疗。

　　在临床研究显示抗惊厥药、抗抑郁药、糖皮质激素、N-甲基-D-天冬氨酸（NMDA）受体拮抗剂和双膦酸盐类有可靠的缓解疼痛的作用。值得注意的是，并非上述每一类的所有药物都有明显的镇痛活性，而那些有镇痛活性的药物也只适用于特殊类型的疼痛。骨转移引起的疼痛和肿瘤压迫引起的疼痛对阿片类药物部分敏感或不敏感，前者需加用 NSAIDs，后者需加用糖皮质激素才能取得好的镇痛效果。属于对阿片类药物部分敏感的疼痛还有脊髓压迫引起的疼痛、癌性颅内压增高疼痛、头颈部和盆腔疼痛，此类疼痛宜加用糖皮质激素治疗。三叉神经痛、带状疱疹后疼痛等神经病理性疼痛和某些神经受累性癌痛，以及肌肉痉挛性疼痛宜加用抗抑郁药或抗惊厥药。因此，我们必须根据患者的疼痛性质合理地选择辅助镇痛药的种类，做到个体化用药。以下将针对不同种类的癌痛辅助镇痛药的合理化使用提出建议。

一、抗惊厥药

抗惊厥药加巴喷丁与普瑞巴林是治疗多种神经病理性疼痛的一线药物,其治疗癌症相关神经病理性疼痛的临床证据和经验多来源于神经病理性疼痛的治疗,因此,加巴喷丁与普瑞巴林目前常作为治疗癌症相关神经病理性疼痛的一线辅助镇痛药。此外,对伴有外周和中枢敏化形成且阿片类药物治疗效果不佳的内脏痛、骨转移癌痛、癌性爆发痛等可以增强阿片类药物的疗效。其他抗惊厥药还包括卡马西平和奥卡西平,它们在使用时应注意如下事项:

1. 小剂量开始至最低有效剂量。

(1)加巴喷丁对针刺样、烧灼样和触诱发痛等效果确切,推荐第一天 300mg 睡前口服,年老体弱者可 100mg 口服,每天 3 次,逐渐增量至 300mg,每天 3 次。加巴喷丁每天最大剂量 3 600mg,如出现不能耐受的不良反应则不再增量,以前一个剂量维持治疗。

(2)普瑞巴林比加巴喷丁具有更好的生物利用度和线性药动学,因此能迅速起效,缩短和简化了调整药物剂量的时间。普瑞巴林建议第一次 75mg 睡前口服,第二天开始口服剂量 75mg/ 次,每天 2 次。此后每 3~5 天逐渐增加剂量,每次增量 75~150mg,直至患者疼痛明显缓解。普瑞巴林每天最大剂量 600mg,如出现不能耐受的不良反应则不再增量,以前一个剂量维持治疗。

(3)多种指南将卡马西平和奥卡西平作为治疗三叉神经痛的一线用药,不推荐作为治疗其他类型神经病理性疼痛一线用药。建议在癌症相关的三叉神经痛可首选卡马西平或奥卡西平。对以神经异常放电为特征的癫痫样、刀割样、闪电样疼痛常常有效。前者价格低廉,后者不良反应发生率、安全性、耐受性优于前者。卡马西平起始剂量 100mg,每天 2 次;每天最大剂量 1 200mg,可分 2~3 次口服。奥卡西平起始剂量为 150mg,每天 2 次;每天最大剂量 2 400mg,可分 3 次口服。

2. 抗惊厥药与阿片类药物联合使用时,两种药物增加剂量孰先孰后,两种增量方法孰优孰劣尚无明确的临床证据与推荐。建议:

(1) 阿片类药物疗效不佳时,如需联合使用抗惊厥药,应维持阿片类药物的背景剂量不变,逐渐增加抗惊厥药的剂量,直至疼痛缓解。

(2) 如出现爆发痛或镇痛不足可采用短效阿片类药物补救,直至抗惊厥药增量后疼痛缓解、爆发痛次数减少。

(3) 如果抗惊厥药增量患者出现不能耐受的不良反应或已达最大日剂量,而患者疼痛缓解或爆发痛次数减少不明显,抗惊厥药降到前一个剂量,如短效阿片类药物可以缓解,参照阿片类药物剂量滴定和剂量调整,增加阿片类药物的剂量。如短效阿片类药物不能缓解目前的疼痛,应重新评估,请姑息性治疗专家、疼痛专科医生会诊后采用新的治疗方案。

3. 抗惊厥药与阿片类药物联合使用时,需密切关注药物相互作用,且两者的不良反应有可能相加,应引起警惕。

(1) 加巴喷丁的不良反应较少,有时会出现眩晕、嗜睡、共济失调、恶心、呕吐,患者多数能耐受。该药主要经肾排泄,较少与阿片类药物发生相互作用,不需监测药物的血药浓度和常规的肝功能检查。肾功能不全的患者使用时必须减量。

（2）普瑞巴林的不良反应与加巴喷丁相似。普瑞巴林用于镇痛治疗，可增加其他镇痛药的作用而不产生有害的相互作用。该药经肾排泄，在肾功能不全患者半衰期延长，需减量使用。

（3）卡马西平最严重的毒性反应是特异性肝毒性和骨髓抑制，故肝转移瘤、骨髓造血功能低下及接受细胞毒性药物治疗的患者应避免使用。长期应用时，应监测全血细胞计数（CBC）并每隔 2~3 个月复查一次肝功能。当剂量向上递增时，最常见的不良反应有头晕、嗜睡、共济失调、精神错乱、恶心、呕吐。因此，虚弱的老年患者，最好避免使用卡马西平，特别不能与其他精神性药物合用。

二、抗抑郁药

与抗惊厥药一样，抗抑郁药在多种指南中作为治疗神经病理性疼痛的一线或二线用药，也作为癌症相关神经病理性疼痛的一线辅助镇痛药。具有较明确镇痛作用的抗抑郁药主要包括三环类抗抑郁药（TCA），如阿米替林、去甲替林、地昔帕明等，以及选择性 5- 羟色胺与去甲肾上腺素再摄取抑制剂（SNRIs），如度洛西汀和文拉法辛。通过抑制中枢对 5- 羟色胺与去甲肾上腺素的再摄取，增强疼痛下行抑制系统发挥止痛作用。SNRIs 治疗神经病理性疼痛的临床证据较 TCA 弱，因此 NCCN 成人癌痛临床实践指南未作主要推荐，但癌痛患者伴有抑郁症状时，给予镇痛剂量的 SNRIs，可产生良好的治疗作用。合理使用抗抑郁药应注意如下事项：

1. TCA 或 SNRIs 止痛剂量常小于其产生抗抑郁作用的剂量,且止痛作用先于抗抑郁作用出现。

2. TCA 研究最多的是阿米替林,也是国内目前可使用的 TCA 药品,应从低剂量开始,一般起始剂量12.5~25mg,建议睡前服,如果耐受,每 3~5 天增加一次剂量,每次增加 12.5~25mg,不能耐受则使用前一次剂量。阿米替林用于癌痛治疗每天最大剂量不建议超过300mg,尤其在年老体弱者。

3. 阿米替林常见的不良反应有口干、便秘、嗜睡及感觉障碍,严重的不良反应有尿潴留、心律失常。其不良反应不易被拮抗,因此一旦出现不良反应较镇痛效应更为突出时,应立即减量并逐渐停药。

4. 尽管 SNRIs 治疗神经病理性癌痛临床证据较弱,由于其不良反应少,更多地用于治疗:①虚弱的老年患者;②表现有严重的抗胆碱不良反应的患者;③ TCA 多次试用均不能耐受的患者;④抑郁表现突出的患者。度洛西汀起始剂量 20~30mg 每天晨服,可逐渐增加到每天 60~120mg;文拉法辛起始剂量每天 37.5mg 口服,每天 2 次,可逐渐增加至每天 75~225mg 分 2~3 次口服。

三、糖皮质激素

糖皮质激素用于癌痛控制的有效性证据弱[1],主要用于减轻肿瘤周围软组织肿胀和水肿等炎性反应,有效缓解脑转移瘤造成的颅内压增高及脊髓受压迫引起的急性疼痛[2],此外还可用于肝和软组织占位性病变导致的疼痛[1]。泼尼松龙、地塞米松和甲泼尼龙是癌痛治疗中常用的糖皮质激素,后者作用更强。癌痛患者长期使用糖皮质激素,除药物本身的不良反应外,其对不同类型肿瘤的生长是促进亦或抑制也不可预料[3]。因此合理使用糖皮质激素需注意：

1. 糖皮质激素对肿瘤组织肿胀、水肿、压迫导致的急性疼痛缓解常迅速而显著，但维持作用时间较短，常在数周后镇痛作用消失，可能与其减轻水肿所解除的压迫逐渐为疾病进展及肿瘤生长所替代有关。因此作用不明显或失效患者不建议使用或再次使用。

2. 糖皮质激素用于治疗肿瘤急慢性疼痛的最佳用量和时限仍然没有明确的界定。根据癌痛状况的不同，对于急性疼痛，系统性综述报道的静脉注射地塞米松的首次最大剂量为 100mg，甲泼尼龙 500mg[1]。而肿瘤扩散引起非急性的癌痛患者（如骨盆、直肠、食管或肝肿瘤压迫，或侵犯臂丛及腰骶丛神经的患者），建议采用低剂量口服糖皮质激素。地塞米松每日 4~8mg 最常推荐用于肝被膜疼痛或神经压迫性疼痛[4]，也有指南推荐口服地塞米松每日 8~16mg[5]。

3. 对于具有适应证的急性癌痛，即使大剂量静脉疗法效果确切，也不建议连续使用，可短期间断使用或采用低剂量维持；如效果不确切，不建议重复使用。对于慢性癌痛，如果治疗是有益的，则应寻求产生预期结果的最低剂量，无效的治疗方案应逐渐减少并停止。

4. 糖皮质激素剂量过大，服用时间过长，有液体潴留、末梢水肿和类库欣现象，以及精神烦躁和入睡困难等不良反应。

5. 高血压、糖尿病、溃疡病与肺结核患者应慎用或禁用。

四、局部麻醉药

局部麻醉药（简称局麻药）通过阻断神经细胞膜上的电压门控钠离子通道，阻断痛觉向中枢神经系统的传导,产生止痛作用。由于单次给予局麻药作用时间有限,用于癌痛治疗时常持续给药,因此需埋(植)入导管(给药通道),通过注射泵(推荐 PCA)给药。给药途径包括外周神经(丛)区域、硬膜外腔和蛛网膜下腔(鞘内),多选择长效局麻药,如布比卡因和罗哌卡因,布比卡因的效价较罗哌卡因高 25%~44%。在癌痛治疗中,癌痛治疗合理使用局麻药应注意以下事项:

1. 从低浓度开始,0.075% 的布比卡因和 0.1% 罗哌卡因即可产生止痛作用,初始浓度过高可导致麻木、运动阻滞、肌无力等不适症状。

2. 与阿片类药物相似,局麻药可以产生快速耐受,需要增加药物的浓度方可获得与药物耐受前等效的镇痛效果,且不产生运动阻滞。

3. 癌痛治疗时,局麻药用于外周神经区域或硬膜外腔时,其镇痛效果除药物浓度外还与药物在局部分布和扩散相关,因此单次给药容量应 >5ml。外周和硬膜外腔药物留置导管,可导致药物扩散障碍,因而不适合用于癌痛的长时间维持治疗。

4. 局麻药通常作为鞘内的二线辅助镇痛药,与阿片类药物联合用于全身给药效果不佳或出现不能耐受的不良反应的难治性癌痛患者。鞘内布比卡因推荐的每日最大剂量为 20mg,罗哌卡因 30mg。

5. 局麻药与阿片类药物联合使用呈协同作用,止痛作用增加,而各自药物剂量和不良反应减少。

6. 局麻药最常见和危险的不良反应主要为中枢神经系统和心脏的毒性反应,其主要原因是局麻药误入血管内或剂量过大,应予避免;极少数患者出现过敏反应,即小剂量或者低于常用剂量时出现的毒性反应,起始症状较轻,应停用局麻药;布比卡因和罗哌卡因均属酰胺类局麻药,不能形成半抗原,故变态反应极为罕见。

五、双膦酸盐类与地舒单抗

双膦酸盐类药物通过抑制癌症骨转移时破骨细胞引发的骨吸收,从而对溶骨性骨转移癌痛具有明显的止痛作用。大多数研究表明在多发性骨髓瘤、转移性乳腺癌及前列腺癌的患者中显示出良好的疗效。因口服生物利用度低,癌痛治疗时通常采取静脉注射给药。常用药物有帕米膦酸二钠和唑来膦酸,前者一次用量为 30~90mg,溶于 500ml 0.9% 生理盐水或 5% 葡萄糖注射液中,缓慢静脉滴注至少 4 小时,通常 3~4 周 1 次;后者一次用量为 4mg,溶于 100ml 0.9% 生理盐水或 5% 葡萄糖注射液中,缓慢静脉滴注至少 15 分钟,3~4 周 1 次。此类药物多经肾排泄,因此用药前应监测血肌酐浓度,并定期监测血钙、血磷、血镁浓度,长期用药者应检查尿蛋白和血、尿肌酐。

地舒单抗(denosumab)是一种 RANK 配体(RANKL)抑制剂,适用于在有实体瘤骨转移患者中骨相关事件(skeletal related events,SREs)的预防,不适用于多发性骨髓瘤患者预防骨骼相关事件。地舒单抗通常于上臂、大腿或腹部皮下注射,每次 120mg,每 4 周 1 次。使用地舒单抗需要给予钙和维生素 D,治疗或预防低钙血症,其对肾功能影响小,发现最严重的不良反应为下颌骨坏死。双膦酸盐类与地舒单抗的药理机制不同,两药之间没有交叉耐药。目前在预防 SREs 的药物中,还没有足够的证据显示地舒单抗明显优于双膦酸盐类药物。该药昂贵,要综合考虑患者体质状况、经济状况、药物不良反应、个人喜好等情况,以患者最大获益为准则来选用。

六、N- 甲基 -D- 天冬氨酸受体拮抗剂

　　N- 甲基 -D- 天冬氨酸（NMDA）受体参与体内许多复杂的生理和病理过程，尤其是疼痛和中枢敏化相关的机制，该受体的激活在痛敏的产生和维持中发挥重要作用，同时与阿片类药物的耐受密切相关。目前临床上可使用的 NMDA 受体拮抗剂仅氯胺酮注射剂一种，可口服或静脉用于其他镇痛药无效的癌痛，建议在疼痛治疗专家指导下使用。美沙酮除激动 μ 阿片受体外，同时具有 NMDA 受体的拮抗作用，亦可用于其他阿片类药物无效或效果欠佳的癌痛患者（详见第七章），建议使用前咨询癌痛治疗专家。

七、其他辅助镇痛药

　　镇静催眠药可以降低机体活动性，诱导睡眠，缓解焦虑状态。多数情况下，对慢性疼痛患者的失眠应给予治疗，但在镇痛治疗中，镇静催眠药应作为二线选择。如劳拉西泮作为中效的苯二氮䓬类镇静催眠药，可用于治疗紧张性疼痛，成人常用剂量为 2~6mg/d，可逐渐增加至 10mg/d，分 2~3 次服用。中枢神经系统具有去甲肾上腺素能疼痛调节机制，α_2 肾上腺素能受体可能参与这一通路的调节。α_2 受体激动药可以通过刺激位于脊髓后角胶状质的受体发挥作用。由于使用经验有限，此类药物不宜作为一线镇痛药，但在某些难治性疼痛病例中可以试验性使用。

（陈　元）

参 考 文 献

［1］HAYWOOD A,GOOD P,KHAN S,et al. Corticosteroids for the management of cancer-related pain in adults. Cochrane Database Syst Rev,2015（4）:CD010756.

［2］L'ESPÉRANCE S,VINCENT F,GAUDREAULT M,et al. Treatment of metastatic spinal cord compression:cepo review and clinical recommendations. Curr Oncol,2012,19（6）: e478-e490.

［3］LIN K T,WANG L H. New dimension of glucocorticoids in cancer treatment. Steroids,2016,111:84-88.

［4］The Princess Alice Hospice. Guidelines for corticosteroid use in palliative care,2008.［2019-5-7］. http://www.palliativedrugs. com/download/090423_Steroid_Guidelines_Summary_2008. pdf.

［5］Northern England Clinical Networks,CLARK A,NICHOLSON A. Palliative and end of life care guidelines. Symptom control for cancer and non-cancer patients. 4th ed.［2019-5-7］. www.necn.nhs.uk/ wp-content/uploads/2016/09/ NECNXPALLIATIVEXCAREX2016.pdf.

第九章

难治性癌痛的治疗

在临床上,多数癌痛可以经过规范的镇痛药及辅助治疗手段得以满意的控制,但是仍然有小部分癌痛患者不能从常规镇痛治疗获益,往往需要通过特殊的治疗方法和手段才能取得较好的控制,通常称为难治性癌痛(refractory cancer pain)。难治性癌痛目前没有非常明确的统一定义。中国抗癌协会癌症康复与姑息治疗专业委员会(CRPC)难治性癌痛学组在《难治性癌痛专家共识(2017年版)》中,将难治性癌痛定义为"由肿瘤本身或肿瘤治疗相关因素导致的中重度疼痛,经过规范化药物治疗1~2周患者疼痛缓解仍不满意和/或不良反应不可耐受"。WHO建议不能过早地确立难治性癌痛的诊断,因为有些表面上的难治性癌痛有可能仅仅是由于缺乏最先进的疼痛治疗手段。学者们还采取了难以处理的(difficult)、持续的(persistent)、顽固的(intractable)或对阿片类药物无反应(opioid nonresponsive)的疼痛等多种提法。难治性癌痛的危险因素包括年龄更小、神经病理性疼痛、爆发痛、心理压力(psychological distress)、阿片类药物高度耐受(high tolerance)、阿片成瘾史、认知功能障碍。难治性癌痛的常见类型包括:神经病理性疼痛、骨癌痛、爆发痛、癌症相关内脏痛以及颌面部等特殊部位的癌痛。

难治性癌痛的治疗仍然是一个挑战。传统的治疗方法,主要包括阿片类药物的调整以及阿片类药物和辅助镇痛药的联合,用于治疗难治性癌痛的临床证据均较弱,联用药物会增加不良反应的风险,同时也缺乏详细的指南推荐。其他治疗方法还包括个体化阿片类药物治疗(targeted opioid therapy)、多模式镇痛、目标导向的疼痛管理、多学科团队和支持措施(support service),但在实施过程中依然缺乏可及性和普遍推广的基础。本章主要阐述难治性癌痛中的神经病理性疼痛、骨转移癌痛、内脏痛、爆发痛及常见的介入治疗方法。

一、癌症相关神经病理性疼痛及治疗

国际疼痛研究协会(IASP)将神经病理性疼痛(neuropathic pain,NP)定义为由神经系统原发性损害和功能障碍所激发或引起的疼痛。对 13 683 名患者的荟萃分析发现,癌症患者具备明确神经病理性机制疼痛的发生率在 15.3%~22.1%,18.9%~39.2% 的癌痛患者受到神经性疼痛的影响[1]。癌症相关神经病理性疼痛(cancer related neuropathic pain,CNP)主要是由于神经系统受到肿瘤压迫、浸润或转移直接导致;肿瘤治疗包括放疗、化疗和手术治疗等导致神经系统受损,亦可诱发神经病理性疼痛;或共病,如带状疱疹导致的神经病理性疼痛。

IASP 对 2008 年提出的神经病理性疼痛的分级诊断标准进行了修正,被广泛沿用于癌症相关神经病理性疼痛的评估与诊断,并于 2016 年进行了部分修正[2]。临床推荐使用ID Pain、Douleur Neuropathiqueen 4 questions(DN4)和 the Pain CETECT 量表进行癌症相关神经病理性疼痛的筛查,但要明确是癌症或癌症转移直接导致的神经病理性癌痛(neuropathic cancer pain,NCP),还是癌症治疗相关的神经病理性疼痛（cancer treatment-related neuropathic pain）或癌症共病相关的神经病理性疼痛（cancer comorbidity-related neuropathic pain），需要结合临床病史、必要的神经学体格检查和相关影像学检查方可明确诊断[3]。

1. 药物治疗　癌症相关神经病理性疼痛应用常规镇痛药，如阿片类镇痛药和非甾体抗炎药疗效往往不佳，常常推荐在阿片类镇痛药的基础上联合抗抑郁药、抗惊厥药及局部用药等，抗惊厥药与抗抑郁药依然作为 NCP 治疗的一线辅助镇痛用药[4]，推荐在可疑 NP 时即可使用。常用和效果较确定的抗惊厥药包括加巴喷丁、普瑞巴林和卡马西平（仅限于头面部三叉神经 NCP），抗抑郁药包括阿米替林、度洛西汀和文拉法辛。治疗时均应从小剂量开始，逐渐增加至获得最佳疗效。（详见第八章）

2. 微创介入和手术治疗　对于药物治疗无效或疗效较差者，可以考虑介入治疗和手术治疗。包括：

（1）神经阻滞治疗：常用的神经阻滞有星状神经节阻滞、肋间神经阻滞、胸交感神经阻滞、腰交感神经阻滞和静脉内局部神经阻滞。脑神经、交感神经、内脏神经可实施化学、射频等毁损性治疗；躯体神经阻滞可用于诊断性治疗，不推荐毁损。对于终末期难治性 NCP 患者应权衡利弊，谨慎使用。

（2）鞘内药物输注镇痛（鞘内输注系统植入术）：将药物直接注入蛛网膜下腔，作用于中枢受体（阿片受体、α_2 肾上腺素能受体、NMDA 受体等）或离子通道（钠离子通道、钙离子通道等）可产生极强的镇痛效果，具有镇痛强度大、剂量小和不良反应小等优点。由于药物鞘内作用机制、药效和药代动力学的特殊性，鞘内用

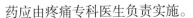

药应由疼痛专科医生负责实施。

（3）外科手术治疗：对于一些顽固性疼痛的患者，根据发生疼痛部位不同，可以酌情选用脊神经后根切除术、经皮脊丘束切断术、脊髓背根入髓区切开术、丘脑切除术及大脑皮质毁损术等。由于这些方法本身也有引发顽固性疼痛的可能，同时可能引发较严重的并发症，因此应该慎重选择。

二、骨转移癌痛及治疗

骨骼是许多恶性肿瘤常见的转移部位。恶性肿瘤骨转移常导致严重的骨骼病变，包括骨疼痛、病理性骨折、脊髓压迫、高钙血症等骨相关事件（SREs）。疼痛是骨转移（osseous metastasis）患者的主要症状，持续有效地缓解骨转移癌痛（metastatic bone pain，MBP）是恶性肿瘤骨转移治疗的主要策略。骨转移的诊断需要借助ECT 及 CT、MRI 的检查和碱性磷酸酶等化验指标。骨转移癌痛的评估[5]包括静息时持续性疼痛、静息时自发性的爆发痛和运动时诱发性的爆发痛。静息痛采用常规癌痛的评估方法；自发痛和诱发性痛可借鉴爆发痛的评估方法进行评估。

骨转移治疗的目标是：①缓解疼痛，恢复功能，改善生活质量；②预防或延缓骨相关事件的发生；③控制肿瘤进展，延长生存期。缓解 MBP 的治疗包括：镇痛药治疗、双膦酸盐类药物治疗、地舒单抗、放射治疗及抗肿瘤治疗等方法。控制恶性肿瘤骨转移病变常需要接受以上多种方法的综合治疗。

1. 骨转移的镇痛药及辅助药物治疗　WHO《癌症三阶梯止痛指导原则》是 MBP 治疗的基本原则。阿片类镇痛药仍然是治疗中重度 MBP 的主要药物，非甾体抗炎药及辅助镇痛药(皮质激素类药物,例如地塞米松)与阿片类药物联合用药可能取得更好的临床疗效。

2. 双膦酸盐类药物与地舒单抗治疗 双膦酸盐类药物用于治疗恶性肿瘤骨转移治疗,不仅能防治骨转移所致的骨相关事件,而且还可以明显减轻骨疼痛。双膦酸盐类药物为恶性肿瘤骨转移的基础用药,只要局部具有疼痛症状,不管是否存在骨破坏,均可使用。双膦酸盐类药物与阿片类或非阿片类镇痛药联合使用,无明显配伍禁忌,并可减少镇痛药的用药剂量。双膦酸盐类药物用于骨转移的治疗时间,建议在情况允许时用药 6 个月以上。停药指征:出现不可耐受的药物不良反应,或预期继续用药不再获益。

地舒单抗(denosumab)用于预防实体恶性肿瘤已经转移并且损害骨质的肿瘤患者骨相关事件,包括癌症所致病理性骨折、高钙血症、脊髓压迫等。地舒单抗可于上臂、大腿或腹部皮下注射,120mg,每 4 周 1 次。其对肾的影响较小,不需监测肾功能,但亦会出现低钙血症和下颌骨坏死等严重的不良反应。

3. 恶性肿瘤骨转移的放射治疗 放射治疗是恶性肿瘤骨转移姑息性治疗的有效方法。放射治疗用于恶性肿瘤骨转移治疗的主要作用:①缓解骨疼痛;②减少病理性骨折的风险;③促进病理性骨折的愈合;④控制或稳定骨转移灶的病情恶化进展。放射治疗可以进行体外放疗、放射性核素内照射。

体外放疗:用于有症状的骨转移灶,用于缓解疼痛及功能恢复;选择性地用于负重部位骨转移的预防性放疗(如脊柱或股骨转移)。体外放射治疗疗效:缓解局部骨疼痛有效率为 85%;完全缓解率 27%~50%。缓解疼痛的起效时间 10~14 天,疼痛完全缓解的持续时间为 12 周。体外放疗常用的剂量及分割方法：300cGy/次，共 10 次；400cGy/ 次，共 5 次；800cGy/ 次，共 1 次。这三种放疗方式在缓解骨痛及耐受性方面无显著差异；单次治疗组的再次放疗率约是分次治疗组的 4 倍。单次治疗更有经济学优势。在临床上根据患者的具体情况选择不同的放疗方式。

4. 微创介入治疗

（1）经皮椎体成形术（percutaneous vertebroplasty，PVP）：可有效缓解因脊柱转移瘤或者椎体压缩性骨折导致的疼痛，改善脊柱稳定性[6]。

PVP 的适应证：①恶性肿瘤所致的椎体转移性疼痛；②存在骨折风险；③经磁共振成像或核素成像证实的有症状的椎体微骨折和 / 或 CT 提示溶骨性或混合性病变；④骨转移放疗后疼痛不能缓解的患者。

PVP 的禁忌证：①聚甲基丙烯酸甲酯或造影剂过敏；②椎体压缩性骨折高度 >70%；③存在脊髓压迫；④成骨性骨转移。

PVP 的常见不良反应：由于骨转移造成骨皮质不完整，有骨水泥泄漏可能。如骨水泥泄漏到椎旁、椎间隙、骨周围软组织，可能造成疼痛；如骨水泥泄漏到椎管，可加重疼痛，严重者会造成脊髓压迫，需紧急行外科手术；如骨水泥泄漏到椎旁静脉，有导致肺栓塞可能，严重者危及生命。

临床推荐意见：①对于肿瘤导致的椎体压缩性骨折后出现的疼痛，PVP 是一种有价值的辅助治疗手段。建议有条件的医院尽可能使用椎体后凸成形术。②对于混合型骨转移存在骨折风险者，可使用本技术。③建议一次治疗不超过 3 个椎体。④个别患者在脊髓减压术前可以行 PVP，骨折碎片向后凸入椎管引起重度椎管受累或硬膜外肿瘤明显侵犯椎管者属于相对禁忌证，操作需慎重。

（2）放射粒子植入术:适用于溶骨性骨转移导致的疼痛。放射性粒子局部高剂量照射可造成放射性骨坏死、放射性神经炎、放射性脊髓炎等。因此邻近脊髓区域为相对禁忌证，需注意的事项包括:①椎体转移瘤粒子植入需要借助 CT 引导下实施;②椎体转移瘤边界以影像学边界为准;③对既往有外照射治疗史者应慎重;④与脊髓保持适当距离，避免损伤，通常粒子距离脊髓应大于 1cm;⑤肿瘤侵及皮肤形成溃疡，侵及脊髓和大血管时应谨慎;⑥术后要即刻进行剂量验证。对于存在恶病质、一般情况差、生存期 <2 个月的患者不推荐使用。

三、癌性内脏痛及治疗

内脏痛(visceral pain,VP)是晚期肿瘤患者常见的症状,常由于机械性牵拉、痉挛、缺血和炎症等刺激所致。疼痛的定位不准确是内脏痛最主要的特点,如腹痛患者常不能说出所发生疼痛的明确位置,因为痛觉感受器在内脏的分布要比在躯体稀疏得多,而且内脏感觉的传入途径比较分散。内脏痛特别能引起不愉快的情绪活动,并伴有恶心、呕吐和心血管及呼吸活动改变,这可能是由于传导内脏痛觉的神经通路与引起这些内脏反应的传出通路之间存在密切的关系。

通过影像学检查存在明确的内脏组织肿瘤浸润及自主神经损伤;疼痛定位模糊;常表现为痉挛样疼痛、钝痛、绞痛、胀痛、牵拉痛、游走痛等;有时合并一定的功能障碍。符合以上特征可诊断为内脏痛[7]。目前,内脏痛的评估尚无特异性量表。

癌性内脏痛（visceral cancer pain, VCP）的治疗方法主要包括药物治疗和介入治疗。

1. **药物治疗** 阿片类药物依然是目前治疗癌性内脏痛的重要药物。与吗啡相比，羟考酮除激动 μ 受体外，对 κ 受体具有较强的激动作用，后者可能更多地介导了内脏痛的缓解。癌性内脏痛的药物包括阿片类药物、非甾体抗炎药以及辅助药物。在 VCP 导致外周或中枢敏化时（痛觉过敏和触诱发痛），推荐在疼痛管理的早期阶段联合使用抗惊厥药（加巴喷丁或普瑞巴林）或／和抗抑郁药（阿米替林、度洛西汀或文拉法辛）。其他辅助药物分别针对 VCP 患者不同的痛苦症状，如肠痉挛性疼痛，可考虑联合使用抗胆碱药；糖皮质激素、H_2 受体拮抗剂、抗胆碱药和／或奥曲肽等，主要用于治疗恶心、呕吐、反酸、肠水肿腹胀等肿瘤导致的痛苦症状。

2. **微创介入或手术治疗** 当药物治疗无效或不良反应限制其应用时，就应当考虑介入治疗，区域阻滞麻醉技术或神经外科手术治疗是较多选择的介入治疗方法。前者包括给予局部麻醉药、阿片类药物、神经轴或内脏神经丛的破坏药物。后者尽管不作首选，但仍然在继续使用。对于顽固的癌性疼痛患者，可以使用经皮的脊髓前柱切断术。每种方法均有严格的适应证和操作规范，需由受过相关培训并获得资质的专科医生实施。

四、爆发痛及治疗

具体请详见第七章相关内容。

五、常见的介入治疗方法

难治性癌痛介入治疗方法用于进展期的癌痛患者

时,一般取决于两个决定因素:一是药物治疗不能达到恰当的疼痛缓解,二是从疼痛解剖部位的结构考虑,适合使用介入技术。许多局限性的、疼痛剧烈的患者,在治疗风险与收益比处于最佳状态时,介入治疗可以在采用药物治疗前使用。介入治疗不会替代目前广泛使用的其他疼痛治疗方法,但可以提高疼痛缓解效果,减轻全身用药量和药物不良反应。疼痛介入治疗专家必须告知其治疗可能的获益/风险比,无手术绝对禁忌证,确认患者可以从中获益,做好后期维持治疗和并发症的预防,以及定期随访,这是基本原则。

1. 患者自控镇痛技术 患者自控镇痛(patient controlled analgesia,PCA)技术主要的内容是由医生根据患者的状况,确定镇痛药、剂量和给药模式,护士配药,患者根据自身的疼痛感受,自己决定和控制给药的时机和次数。PCA 结合了按时、按需给药的优点,可以最大化满足个体化给药的需求,同时给药更及时,不良反应更小。PCA 给药通过 PCA 泵实施,常用参数包括:负荷量,又称首剂量,即初始给药的剂量(ml);持续输注量,即每小时匀速的给药剂量(ml/h);PCA 量,又称单次剂量(bolus 量)或单次按压给药量,即按压 PCA 按钮给予的剂量(ml);锁定时间,即两次按压之间的最小的间隔时间(min),根据静脉使用不同的药物来设定;极限量,即最大给药量(ml/h 或 ml/4h),超过此剂量 PCA 泵自动停止给药。根据不同的给药途径,在癌痛治疗中常用的 PCA 途径包括:静脉 PCA(PCIA)、皮下 PCA(PCSA)、硬膜外或鞘内 PCA(EPCA 或 IPCA)。

PCA 的适应证为:①癌痛患者阿片类药物的剂量滴定;②爆发痛频繁的癌痛患者;③存在吞咽困难或胃肠道功能障碍的癌痛患者;④临终患者的镇痛治疗[7]。

PCA 的禁忌证为:①不愿意接受 PCA 技术镇痛的患者;②年纪过大或过小缺乏沟通评估能力者;③精神异常者;④活动受限无法控制按钮为相对禁忌证,必要时可由医护人员或者家属操作[7]。

PCA 常用的强阿片类药物包括吗啡注射剂、氢吗啡酮注射剂、羟考酮注射剂,其静脉效价比为 1∶5∶1;鞘内最常用的为吗啡和氢吗啡酮,其效价比为 1∶5,其他鞘内可应用的阿片类药物,由于均为高脂溶性药物,其与鞘内吗啡的效价比可参考静脉效价比,但变异较大。

2. 经皮椎体成形术 经皮椎体成形术(PVP)是使用骨水泥注射到椎体内,治疗椎体转移、骨折疼痛的主要方法,包括经皮椎体后凸成形术(percutaneous kyphoplasty,PKP),使用气囊将压缩骨折的椎体撑起,恢复正常的椎体高度和形状,然后给予骨水泥注射。PKP 由于术中套囊的挤压有可能导致肿瘤细胞的血行转移,目前存有争议,因此推荐 PVP,用于治疗溶骨性或混合性椎体转移瘤疼痛。PVP 的适应证:①恶性肿瘤所致的椎体转移性疼痛;②存在骨折风险;③经磁共振成像或核素成像证实的有症状的椎体微骨折和 / 或 CT 提示溶骨性病变且椎体高度无明显变小;④骨转移放疗后疼痛不能缓解的患者。

PVP 的禁忌证:①聚甲基丙烯酸甲酯或造影剂过敏;②椎体压缩性骨折高度 >70%;③存在脊髓压迫;④成骨性骨转移。

PVP 还可以联合肿瘤消融术,而 PVP 与放射治疗先后或同时进行的优劣,因缺乏足够的循证证据本指南不作推荐,可根据临床具体状况实施。

3. 肿瘤射频消融和放射粒子植入术

(1)射频消融(radiofrequency ablation,RFA)术:

基本原理是利用热能损毁肿瘤组织;利用射频的热效应可增强机体的免疫力,从而抑制肿瘤生长。射频结合骨水泥注射治疗骨破坏或病理性骨折导致的癌痛可取得令人满意的疗效,在缓解疼痛的同时可改善患者的生活质量,为骨转移癌痛的治疗提供了一种非常有价值的治疗方案;对于胸壁转移导致的癌痛,通过 CT 引导技术,将射频针穿刺肿瘤内消融,在损毁瘤体的同时,阻断了肋间神经的传导,达到持久疼痛缓解的效果。

（2）放射粒子植入（radioactive particle implantation）术:基本原理是将放射源植入肿瘤内部,达到摧毁肿瘤的目的,从而减轻肿瘤组织对周围组织的压迫、浸润和炎性反应来缓解疼痛。推荐用于肿瘤浸润神经干／丛导致的疼痛或功能损伤、溶骨性骨转移导致的疼痛,以及肌肉、软组织或淋巴结转移导致的疼痛;不推荐用于恶病质、一般情况差、生存期 <2 个月的患者;禁忌用于空腔器官。

4. 交感神经化学毁损术 主要用于内脏及交感神经相关的癌痛治疗。临床上最常使用的四种交感神经毁损技术包括:颈、胸交感神经毁损术(用于颈部、胸内脏痛),腹腔神经丛毁损术(上腹内脏痛),上腹下神经丛毁损术(盆腔内脏痛)及奇神经节毁损术(会阴痛)。多项研究结果表明,交感神经毁损术能够安全、有效地缓解癌症患者的内脏痛以及与交感神经相关的疼痛,在具备良好设备和熟练专科医生的前提下,该技术是辅助口服药物治疗的有效方法,可以降低患者的疼痛程度和阿片消耗量,提高生活质量,而治疗的风险是可控的。尽管临床上缺乏足够的严格随机对照研究的循证医学证据,基于真实世界的研究(real-world

study,RWS）以及疼痛介入治疗专家的推荐,腹腔神经丛毁损术用于胰腺癌等导致的疼痛,可贯穿于三阶梯治疗的所有阶段,但需评估获益/风险比,确认患者可以从中获益方可实施。

5. 鞘内药物输注系统（intrathecal drug delivery system,IDDS）植入术 与全身用药相比,鞘内注射镇痛药用量小,且不良反应更小,可明显改善患者的生存质量。

（1）IDDS 适应证:采用多模式治疗方法后癌痛未得到充分控制者;接受阿片类药物等治疗虽有效,但无法耐受其不良反应者;自愿 IDDS 植入术治疗的癌痛患者[8]。

（2）IDDS 禁忌证:患者不愿意接受;感染（穿刺部位、败血症等）;凝血功能异常;脑脊液循环不通畅者、椎管内转移等为相对禁忌证。

（3）IDDS 药物使用原则:IDDS 应以单一阿片类药物为主导,如需混合用药,应该有临床评估结果为依据,并符合伦理学要求。

（4）IDDS 常见不良反应:皮下淤血和血肿、低颅内压头痛、脑脊液漏、脊神经损伤、脊髓损伤、硬膜外出血和血肿、蛛网膜下腔出血、术后感染等与手术操作有关的可能并发症;包括恶心、呕吐、呼吸抑制/停止、过敏反应等药物相关并发症,阿片类药物的不良反应较其他药物要常见;导管打折、断裂、脱开,泵装置故障等输注装置相关并发症与 IDDS 装置有关的并发症;参数设置错误、药物误注射、剂量过大继发的不良反应等医源性并发症;导管尖端炎性肉芽肿。

（金 毅 陈 元 王 昆）

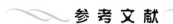

参 考 文 献

［1］BENNETT M I，RAYMENT C，HJERMSTAD M，et al. Prevalence and aetiology of neuropathic pain in cancer patients：a systematic review. Pain，2012，153（2）：359-365.

［2］FINNERUP N B，SIMON H，PETER K，et al. Neuropathic pain：an updated grading system for research and clinical practice. Pain，2016，157（8）：1599-1606.

［3］MULVEY M R，ROLKE R，KLEPSTAD P，et al. Confirming neuropathic pain in cancer patients：applying the NeuPSIG grading system in clinical practice and clinical research. Pain，2014，155（5）：859-863.

［4］National Comprehensive Cancer Network. NCCN clinical practice guidelines in oncology：adult cancer pain（Version 2019）.［2019-5-7］. www.nccn.org.

［5］LOZANO–ONDOUA A N，SYMONS–LIGUORI A M，VANDERAH T W. Cancer-induced bone pain：mechanisms and models. Neurosci Lett，2013，557（Pt A）：52-59.

［6］BAE H，SHEN M，MAURER P，et al. Clinical experience using Cortoss for treating vertebral compression fractures with vertebroplasty and kyphoplasty：twenty four-month follow-up. Spine，2010，35（20）：E1030-E1036.

［7］王昆，金毅. 难治性癌痛专家共识（2017 年版）. 中国肿瘤临床，2017，44（16）：787-793.

［8］STEARNS L J，HINNENTHAL J A，HAMMOND K，et al. Health services utilization and payments in patients with cancer pain：a comparison of intrathecal drug delivery vs. conventional medical management. Neuromodulation，2016，19（2）：196-205.

第十章

癌痛患者的管理

疼痛是癌症患者最常见的症状之一,癌症疼痛如果得不到缓解,患者将感到极度不适,可能引起或加重焦虑、抑郁、乏力、失眠、食欲减退等症状,严重影响患者的日常活动、自理能力、交往能力及整体生活质量[1]。规范的癌痛患者管理,除必不可少的镇痛药外,还必须包含多项医疗、护理、心理治疗以及社会支持等一系列规范化管理措施。

一、癌痛患者的院内管理

1. 癌痛评估 医护人员应在癌症患者入院后8小时内掌握患者癌痛病史及查体信息,包括患者疼痛时间、部位、性质、程度、持续时间、心理状态和治疗史等,对癌痛程度进行合理准确的评估。选择正确的评估工具:通常使用数字等级评定量表(NRS)、面部表情疼痛量表及言语等级评定量表(VRS)3种方法[2]。在住院期间,应常规、量化、全面、动态地评估患者的疼痛情况,以更好地进行镇痛治疗。

2. 镇痛治疗 采用综合治疗的原则,根据患者的病情和身体状况,切实落实全程无痛理念,采取有效的镇痛治疗手段[3]。主要包括:①病因治疗,主要指的是针对恶性肿瘤本身进行抗肿瘤治疗,是镇痛治疗最根本、最基础的组成部分;②药物镇痛治疗(见前文相关章节详述);③非药物治疗[4],包括心理治疗、物理手段治疗及微创介入治疗等。

3. 患者宣教　及时、主动对患者进行正确的癌痛管理理念宣教:鼓励患者主动向医护人员描述疼痛的程度;镇痛治疗是肿瘤综合治疗的重要部分,忍痛对患者有害无益;多数癌痛可通过药物治疗有效控制,患者应当在医师指导下进行镇痛治疗,规律服药,不宜自行调整镇痛药剂量和镇痛方案;阿片类药物是癌痛治疗的常用药物,在癌痛治疗时应用阿片类药物引起成瘾的现象极为罕见;应当确保药物安全放置;镇痛治疗时要密切观察疗效和药物的不良反应,随时与医务人员沟通,调整治疗目标及治疗措施;应当定期复诊或随访。

4. 疑难会诊　对于难治性疼痛、存在镇痛药禁忌及有不可耐受不良反应等特殊患者,应该展开疼痛治疗领域多学科会诊(MDT)。涉及学科包括但不限于肿瘤科、介入治疗科、疼痛科、麻醉科、中医科、心理科及护理部门等。应用多学科诊疗手段一方面可有效地控制疼痛,另一方面也可减轻重度疼痛患者阿片类药物的不良反应。

5. 规范化疼痛治疗(GPM)示范病房　医院层面应推进全程癌痛规范化诊疗理念,积极推进和落实癌痛规范化诊疗病房建设。通过疼痛专科查房、疼痛护理评估、定期举办癌痛专项医患沟通会等多项措施,在患者诊治的全过程中,动态评估患者疼痛状况、药物镇痛或非药物镇痛的效果及不良反应,适当开展癌痛相关临床研究。

二、癌痛患者的院外管理

(一)疼痛专科门诊

对于院外患者,开设疼痛专科门诊可缩短患者的住院时间,降低了患者费用,为院外患者提供疼痛控制与药物指导意见。长期门诊随诊的患者应建立统一的疼痛专用病历,可尝试建立疼痛日志,协助控制症状[5]。针对难治性疼痛患者,可联合多学科进行门诊多学科会诊,确保院外患者疼痛控制质量。

(二)癌痛患者院外随访

所有癌痛患者可在出院时建立出院癌痛患者信息登记档案,门诊患者初诊后也应建立患者信息档案,了解患者出院后的疼痛治疗效果、疼痛变化和恢复情况。医护人员应定期对患者进行随访,第一时间指导患者使用药物,简单处理不良反应等。如果患者疼痛控制不理想,应督促患者尽快复诊,调整药物剂量。

(三)癌痛患者自我管理

癌痛自我管理主要通过组织专业人员的协助,采用自我管理教育模式减轻患者疼痛,提高患者的生存质量。自我管理的干预措施要求患者主动掌握一些癌痛诊断及处理技巧,提高患者自我管理的积极性,同时及时调整自己的情绪,坚持治疗,自行管理用药[6]。

1. 正确认识疼痛

(1)主动向医生或护士报告疼痛,描述疼痛程度。

(2)忍痛对自己没有益处,还会因疼痛带来的负面效应加重病情和家人负担,如烦躁等。

2. 熟悉所用药物的使用

(1)熟悉所使用药物的用途,消除不必要的恐慌;镇痛药不等于毒品,合理使用避免成瘾。

(2)按照医嘱合理服用镇痛药,能有效降低不良反应的发生,缓解疼痛,提高生活质量。

3. 合理使用药物

(1)如医嘱为12小时服用1次,则为长效口服制剂。

1）严格按照 12 小时的时间间隔服用。

2）整片吞服，不可咀嚼、掰开、捣碎服用。

3）餐后服用，减少对胃黏膜的刺激。

（2）如医嘱为需要时服用，则为短效口服制剂。

1）每 24 小时的服用周期中，如出现爆发痛，可按医嘱服用。

2）记录下每日出现爆发痛的次数、时间及疼痛程度，在复诊时告知医生。

（3）透皮贴剂

1）选择上臂外侧、前胸上部、后背上部或胸部侧方没有过敏的完好皮肤，避免因运动或与身体的摩擦而脱落。

2）避免贴在容易出汗或有毛发的部位。

3）避免贴在红肿、水肿、烧伤或在放疗的皮肤上使用。

4）使用前宜用清水洗净贴敷部位，使用后如需清洗该部位，仍使用清水并擦干，避免使用肥皂、洗液、清洁剂、乙醇或碘酒。

5）使用时应用手掌用力按压 30 秒，以确保贴剂与皮肤完全接触，尤其注意边缘部位平整。

6）更换贴剂时，应在另一部位使用新的贴剂，避免连续在同一部位重复使用。

7）避免贴敷部位与热源接触，如电热毯、取暖器、热水袋等。

4. 剂量调整或停药　当疼痛出现变化时，应及时就医，不可随意调整剂量或停药。

5. 不良反应的预防　使用这些药物可能会出现以下不良反应：

（1）便秘：适量饮水，保持平衡、高纤维的饮食，如蔬菜、水果等，适当运动，养成规律排便的习惯。在医生或药师的指导下服用乳果糖、麻仁丸等药物。

（2）恶心、呕吐：在服用初期可能出现，可在服用后卧床休息，严重时在医生或药师的指导下服用甲氧氯普胺等药物。

（3）嗜睡：避免开车、高处作业等活动，尤其是在开始治疗及增加剂量后的 5~7 天内。

6. 何时需要联系医生[7]

（1）取药或服药过程中出现任何问题。

（2）出现新的疼痛、目前疼痛发生变化或现有药物不能缓解疼痛。

（3）导致一整天不能进食的恶心和呕吐。

（4）3 天未解大便。

（5）白天容易入睡且很难唤醒。

（6）意识错乱。

7. 可能有相互作用的药物或食物

（1）在联合使用镇静催眠药，如地西泮等，可能加重嗜睡等不良反应。

（2）避免用茶叶、咖啡等送服镇痛药。

8. 根据国家规定，当更换药物或不再使用原药物时，应将剩余的药品无偿退回原医院。

总之，癌痛的管理是一个漫长的过程，需全程长期坚持。规范的院内外癌痛管理可协助有效控制癌痛，大大提高肿瘤患者的生活质量及对抗肿瘤治疗的顺应性，使患者树立起对抗肿瘤的信心。

（梁　军）

参 考 文 献

[1] 于世英,刘端祺,李小梅.癌症疼痛诊疗规范(2011年版).临床肿瘤学杂志,2012,17(2):153-158.

[2] 王黎红,何华.癌症疼痛的评估及护理对策.中华护理杂志,2000,35(8):489-490.

[3] 张巧玲,刘雁红,王瑜.多模式疼痛管理在骨科患者护理中的应用.吉林医学,2011,32(17):3558-3559.

[4] 赵继军,崔静.护士在疼痛管理中的作用.中华护理杂志,2009,44(4):383-384.

[5] 许少媛,翁桂珍,林晶晶.疼痛日志在日间病房癌痛患者院外延续管理的应用.护理学杂志,2016,31(9):38-40.

[6] 金丽盈.癌痛患者自我管理的研究发展.健康导报:医学版,2015,20(9):9-10.

[7] SWARM R A,PAICE J A,ANGHELESCU D L,et al. Adult Cancer Pain, Version 3.2019, NCCN Clinical Practice Guidelines in Oncology. J Natl Compr Canc Netw, 2019,17(8):977-1007.